誇り高き老健の専門職

介護職さんは宝だ

～介護施設を必要とする人、介護施設に携わる人のために～

まえがき

日本の介護の理解と発展の一助に

日本全国、高齢社会に突入して久しいですが、介護の問題はとても深刻です。誰でも老いることに少なからず抵抗感を持っていますし、家族や親戚、あるいは自分自身の介護の問題に直面するまで直視することを避けたい気持ちがあるでしょう。この本の現場である「ろうけん」とはなんでしょうか？　わが国には介護を社会全体で支えるために２０００年に介護保険制度が施行され、さまざまなサービスが始まり、その中に「ろうけん」があります。正式な名称は「介護老人保健施設」といい、多様な介護ニーズの高まりの中、病院にも老人ホームにも受け入れられず困窮していた方々の受け皿として登場し、医療と介護の間を橋渡しする重要な役割を持っています。しかし、そこでどんなことが行われているのか？　どんな人がどうやって入所するのか？　どんなスタッフがいて、どんなことを考えて仕事をしているのか？

多くの方がイメージできないと思います。

　この本は、長年臨床や研究、教育に打ち込んでいた内科医の大井洋之先生が、その先に選択された仕事場「ろうけん」で学んだこと、経験したこと、感じたことを日々書き留めた文章を元として、介護の世界を分かりやすく表現し、これからの介護のあり方まで提案しています。大井先生は、常に「本質を見据え愛情を持って行動する」スピリッツを実践され、多くの方々が尊敬し目標にしてきた大先輩です。その（少しブラックな）ユーモアを交えた語り口は、この本の文体にも反映され、読者のみなさんの心にすーっと入ってくるでしょう。

　著者は２０２２年９月、長い闘病の末、ご家族に見守られる中で他界されました。これまでに頂いたたくさんのお言葉は私の生き方に大きな影響を与え、時に勇気づけられています。「物事はまっすぐ見なければいけないよ」、「ひとつのことをやり続けよう」、「頑張っているのを誰かがどこかで見ているよ」などなど。自分もいつの間にか歳を取り、道に迷ったときの大井先生という羅針盤の大きさを改めて感じています。

「介護職さんは宝だ」――本著の著者、大井洋之先生は介護の現状を世の中に知らせる重要性を感じ、奥様をはじめご親族の方々に出版の構想をお話しされておりましたので、長い間ご指導を賜ることができた篠原直樹さんと私が少しだけお手伝いをさせて頂き、フジメディカル出版の宮定久男様の心からのご賛同を得て現実のものとなりました。この本がこれからの日本の介護の理解と発展の一助となることを切に願っております。

埼友草加病院　大澤　勲

いつも心に太陽を　～大井洋之 情熱の行方

出会いは必然でした。当時製薬会社で稀少疾病の薬を扱う私は、日本で患者がほとんど発見されていない遺伝性血管浮腫（ＨＡＥ）の疾患及び治療の第一人者である大井洋之先生と話すために面会を申し入れました。大井先生の瞳は美しく「よく来た」の一言ですべてを物語っているかのように、先生と私の疾患啓発活動は始まりました。二人で飛び回り、当時12人程度しか発見されていなかった患者を数百人まで探し、治療の道標を築きあげました。

当時から医師としての見ている景色が、想いが、常に未来につながることを意識していたのだと思います。

大学病院勤務から数々の病院の院長を歴任し、もう引退するのかと思いきや、医師として最後にやらなければならないと思っていることがある「老健施設管理医師だ」管理医師の可能性は今後発展すると確信するよ、高齢者介護にイノベーションを！ それは、より良き未来のため。その可能性の達成は日本の介護分野の未来を変えていくことであろう、そう話す先生の瞳はまるで新人医師でした。私はその時の笑顔を一生忘れることはないでしょう。

この本は、そのころから、日々の想いや感じたことをブログ配信しだし、闘病中も書き続け、復帰してまた書き続けた、「大井洋之 魂の言葉」です。

介護に携わるすべての人たちに、この愛と勇気と希望のこもった魂の言葉をささげたい。

日本バイオテクノファーマ　篠原 直樹

この本は、著者の大井洋之氏が、２０１８年7月~２０２２年4月にかけて発信したブログ『介護老健施設管理医師のやりがい日記〝日日是好日〟』および『介護老健施設施設長のやりがい日記〝日日是好日〟』に掲載された記事１２４本にブログ未掲載の記事12本を加えた全１３６本を、３部構成で関連テーマ別に章立てしてまとめなおしたものです。

……………「介護職さんは宝だ」目次……………

第2章　老健を支える人たちのこと

第3章　老健介護の悲喜こもごも

第6章 老健運営 山あり谷あり

第7章　あれもこれも

第2部（2019.7.9～2022.4.3）

第8章　ブログ再開

第9章　コロナ禍で

第10章　老健への尽きぬ思い

第3部

番外編

序章

老健で働くあなたへ

この章は本書の主たるテーマに近い記事を
プロローグとして選びました

介護医療……介護職員は高齢者および認知症医療の重要な戦力

介護施設で利用者の異変を早期に察知出来るのは、利用者と密接に接触している介護職員であることが少なくありません。高齢者および認知症の医療において、医師や看護師では気が付かない利用者の異変に介護職員はいち早く気が付くことがあり、医師や看護師に報告し医師がそれを受け止めれば早期診断、早期治療に結びつき重症化を阻止出来ることを実感しています。

これは介護施設ゆえに可能な医療であり、私は「介護医療」と称しています。

介護職員の観察や察知を医療に反映させるには、介護施設の従事者、特に医師はすべての職員が同じ平面上に位置し、高齢者および認知症の利用者やその家族を中心に協力共感出来る連携に努めることが必要です。

介護職員が医療にも寄与出来ることを知ることは、介護の在り方や介護職員の待遇や地位向上、ひいては介護職員不足の解消にも良い影響を与えるものと思います。

介護職と利用者の家族　～老人保健施設の原点～

利用者や家族に対しやさしく丁寧に接し、良質な介護を提供することは介護職にとって大事なことです。一方では職員は、家族のわがままに対し迎合しない心構えが必要と思います。

迎合することの背景には、施設の営利優先や職員の自己保身があるように感じることがあります。迎合することにより、後々、トラブルの原因になることもあります。迎合とは思いやりとは異にするものであり、老健の意義に沿って施設を利用者に公平に有効に活用してもらいたいと思います。

対応に苦慮する家族もおり、介護を行う上で毅然として、どの家族にも同じように接するのは勇気がいるものです。家族のクレームにより本質を曲げてはならないと思いますが、クレームは自分を飛び越して上司に行くこともあり、日頃の職員の連携に努めることは大切です。

家族は身内が老健に入り、長期入所になると楽な状態に甘んじてしまい、その結果、家族は老健の目的である利用者の在宅復帰を拒むことがあります。家族が退所を拒むことと、「ベッドを埋めておきたい」という老健の営利が一致すると、在宅復帰は困難となり長期入所となります。実際は長期入所の理由は多様で、対応に困難なことが多くあります。だからこそ施設は在宅復帰の可能性を模索する努力をしなければと思います。

価値観の多様化している現在ですが、人は生まれ育った自分の家に帰ることが本来の姿であり、老健の存在が家族の絆を断ち切ってはならないと思います。老健の業務はやさしさと共に、熱意や勇気が必要な仕事であると思います。在宅に帰った利用者には、出来る限りのサポートをしなければならないと思います。そして再入所の可能性があるので、その時は老健での生活が楽しみになるようしたいものです。

これらのことは老健の原点のような気がしますし、これらのことを意識して行わないと介護職に携わる者は長く仕事を継続することは難しいと感じます。なかなか思うようにはことは運ばないのが現状ですが、老健の介護は家族と共にあるという気持ちを持っていることが介護職には大切だと思われます。

介護に関心を持ったきっかけ

私は内科医で専門は腎臓病です。長く大学に籍を置き、腎炎の診療と研究を行いました。研究のために留学もしました。帰国後も研究を継続し、ある時期から三つの病院の院長を経験しました。

病院は世間一般でいわゆる透析病院と言われており、最後に勤務した病院の入院患者は全員が血液透析患者で、ほとんどは高齢者で認知症の患者もいました。患者は血液透析治療を行ってなければ、老健や特養などの施設が適しているのですが、透析を行っているために行き先がありませんでした。血液透析患者なので、長期の入院になっても病院は経営上メリットがあったのです。ほとんどの入院患者は介護を必要としましたが、病院なので看護師が主で介護職員は少数でありました。

看護師や介護職員は、長期に入院している患者を思いやり、エレベーター前の狭いスペースで時々、自主的に誕生日会やクリスマス会など趣向を凝らし行ってくれました。ささやかなものでしたが、患者はふだん見ることが出来ない笑顔で嬉しそうでした。院長として、介護職員の献身的な働きを見て感動を覚えることもありました。

そのような状況の中で、私はいつしか介護の重要性を感じ興味を持ったのですが、当時は余裕がなく、その思いは徐々にうすれていきましたが、それでも時々、頭の中に介護のことが浮かびました。

定年近くなり、仕事に区切りをつけ、今までとは異にする興味があることを行いたいと考え、未知の老健に勤めてみようと思い立ったのです。見方を変えると、健康保険から介護保険の領域に移ったことになります。

そして今は、老人保健施設において「挑戦者」だ！

長生き出来るようになった。しかし、長生きにより過去には経験しなかった苦痛に襲われます。骨折、認知症、誤嚥性肺炎、尿路感染症、皮膚疾患などの病である。高齢者が苦痛に襲われないように、苦痛を少しでも軽くするように、そして家族の心配を払拭するようにすることは老健の重要な任務です。一筋縄ではいかない未知の分野である。

老健の職員は挑戦者、職員諸君……　ヤッテヤロウゼ!!

第 1 部（2018.7.20 ~ 2019.3.16）

第1章

管理医師の現実と戸惑い

この章は主として管理医師に
関する記述のものを集めました

管理医師は影武者……管理医師の役目とは

介護老人保健施設（老健）に入所した利用者の病状を安定した状態に保つことが管理医師の主な役目です。介護に関わる介護職員や看護師、リハビリの専門家が利用者に対し十分専門性を発揮出来るように、利用者に対し医療上の管理を行うのです。

利用者が、管理医師である私の存在をあまり感じない方が利用者は良い状態といえます。安定している利用者によっては、他の人に比べて私のところには先生はなかなか来てくれない等と言われることがあります。ご家族には、「私が頻繁に行かない状態が良いことなのです」と冗談で話すことがあります。ご家族も「そうですよね」と言われます。

病院での勤務が長かった私は、老人保健施設では病院と異なり医師は影武者的存在なのだと感じることがあります。そして利用者が老健本来の目標である在宅復帰を成し得た時には、ひそかに喜びを感じます。

管理医師のジレンマ

施設により異なると思うが、老人保健施設の利用者の中に長期入所者がかなりおられる。しかし厚生省令では、老健は「その者の居宅における生活への復帰を目指すものでなければならない」と明記されている。

老健の意義に志を立て入職した人は多いと思う。特にリハビリ、介護職員、看護師は、在宅復帰の目標が明確であれば、より意欲的になると思う。ところが、利用者が目標に達しても、あるいは目標達成が困難となっても、退所はままならず、時は過ぎ、その間日々利用者の老化は進み、在宅復帰など考えられない状態となってしまうことを経験する。

このような例が多くなると、職員のモチベーションを考える余地はなくなり、これは職員の離職や不足と関係がないとはいえない。しかしながら、今も経営的には長期入所利用者はベッドの利用率を高めるメリットがあるようだ。

管理医師としても、施設の方針と現場との乖離を感じることもあり、dilemma（ジレンマ）となる。その度にいろいろと考え対応せざるを得ないのであるが、そのような時、「甘え」「自助努力」「規律」「同情」などの言葉が頭をよぎる。

管理医師の心構え

老健では多職種の人が連携することの大切さが言われており、老健に勤務する医師（管理医師）の心構えとして、何が必要なのかを考えたときに頭に浮かんできたのは畏怖の排除であった。

管理医師のほとんどは、病院などをリタイア後に老健に勤めることが多く、平均年齢は60歳を超えていると思われる。それに対し、職員は医師よりはるかに若い人が多い。管理医師の中には、長年培われた傲慢ともいえるエリート意識を背負っている医師もいるようだ。また管理医師のなり手が少ないこともあり、医師のわがままも容認され特別扱いされることもみられる。そのような状況にあるとき、職員が医師に対し少なからず畏怖の念を持つことは当然のことのように思われる。そこには、今はやりの言葉「忖度」が浮かぶ。忖度が度を越すと、そこにはいびつな組織が出来てしまう。ほとんどの施設では、１人か２人の管理医師なので影響力は大きく、忖度がしばしば施設の発展を阻むことになる。

医師自身が襟を正し、職員と同じ平面上にいることを意識し、やがてそれが通常になることにより、老健でなければ得られない喜びを感じることが出来る。老健に勤務した当初、介護職員との連携を心がけ、１か月ほどして介護職員が利用者さんの一人が元気ないので診てほしいと初めて伝えてくれた。その時感じたうれしい気持ちは、今も忘れない。陰の課題である。

管理医師は医者ではない？

95歳の利用者が感冒に罹った。通常、重症または重症化の可能性がある場合は、直ぐに家族に報告するようにしている。しかし、軽い風邪などの場合、家族が仕事をしている時は電話して報告すべきか迷うことがある。高齢者によく見られるのですが、軽い感冒症状であっても長引いている時などは家族に電話で報告をします。

70代の息子さんは入所時にお会いしたはずでしたが、管理医師であることを伝え、経過をわかりやすく丁寧に説明を行いました。電話向こうで心配そうに話を聞かれている様子が感じられました。よく理解してくださったことがこちらもわかり、息子さんもよく解ったと言われました。

電話の終わりに息子さんが、「ところで、そろそろ医者に診てもらった方がいいですかね?」と言われました。老健や管理医師のことが、名称も含め一般にも知られていないことを改めて感じました。もっとも、私が病院に勤務していたころ老健の知識は皆無でありましたし、医師のほとんどは管理医師の役目や名称もご存知ないのではと思います。

100人の施設に管理医師は1人 責任の重さ

老健は100人の入所者に1人以上の常勤の医師(管理医師)が必要とされています。通常、医師は1人ですが、恵まれている老健は医師である施設長と管理医師の2人の医師がいる施設もあります。管理医師は日中の勤務で、当直医はおらず夜間は医師不在です。関連病院の医師が関与する施設もありますが、夜間は夜勤の看護師が判断して予め用意している感冒薬、抗菌薬など投与することもあります。また、救急車を呼ぶ判断も看護師が行うこともあります。老健の看護師には頼りになる人がおります。

利用者の状態が悪くなった時には見極めが必要となります。老健で治療して改善に導けるか、それとも入院が必要かです。老衰のため病院に入院しても改善が難しい場合は、家族とよく相談をします。また、前もって家族の希望を聞いておくことも必要です。延命治療を希望するか否か文書に記載、署名してもらいます。「リビングウィル」と言われているものです。病院に入院し治療により改善の可能性があれば、家族に積極的に入院を勧めます。このような相談が忌憚なく出来るように、普段から家族と良いコミュニケーションを心がける必要があります。

レントゲン撮影も出来ず、直ぐに血液検査結果が得られない老健で、患者である利用者をよく観察し頻繁に診察を行い、看護師や介護職員の協力を得て改善したときの喜びは何とも言えないものがあります。

管理医師は孤独と責任の重さを感じることがあります。

「管理医師」という職種の魅力

老健の医師として勤務する魅力について考えてみました。個人的意見として5つ挙げてみます。

1・時間的な余裕

ほとんど同じ時間に帰宅出来るし、休日も病院勤務よりとれる。時間的な余裕が持てるので、趣味の時間や家族と接する時間が十分持てる。特に子育て中の内科の女性医師には適している職種と思う。体力的にみて定年後の医師にも可能である。

2・新たなチャレンジ

研究や専門分化した臨床に没頭していた時期を経て、医師としての過去の経験を生かせる職種であり、臨床医として興味は尽きない。

3・老健だから経験できる臨床の魅力

介護が加わることにより、病院やクリニックの臨床では気付かなかったことに遭遇出来る。

4・多職種との新たな親交

看護師はもとより介護職員、リハビリなどの職員との協力により、新たな学びがある。老健の多職種との連携は、大学や病院では得られないことである。

5・やりがいある高齢者の介護医療

入所している高齢者や家族と関わり、様々な事柄や考えに接することにより、高齢者の介護医療を学び考えることが出来る。

老人保健施設における「感謝の気持ち」

病院に勤務していた時は、患者が良くなって退院するときは格別なもので、うれしく晴れやかになった。家族の感謝の気持ちも感じられ、退院の喜びを共有し感激することも多かった。老健に勤務してから、このような気持ちになる機会に恵まれなくなった。

病院やクリニックは医療を行う場であり、医師と患者の関係がはっきりしている。しかし、老健は利用者と管理医師の関係である。ほとんどの利用者は介護とリハビリを目的に施設に入られる。病気が安定している人が入られるのだが、安定した状態とは言えない利用者も少なからずおられる。利用者の状態が悪化したら治療を行う。

誤嚥性肺炎や尿路感染症、さらに風邪やノロウイルスやインフルエンザ等の感染症が集団発症することもある。その時は病院における医師と変わらない治療を行う。利用者のほとんどは複数の疾患に罹患しており、薬剤による治療が行われている。このような高齢者が感染症等に罹患すれば、重症化する危険性があり、気が抜けない。

罹患した時から医療施設と同じで、医師と患者の関係になるのであるが、家族や利用者にとっては介護施設であり、施設も利用者をお客様として扱っているようなところもあり、管理医師が医療を行うのは老健における役割の一環として考えられるようだ。管理医師によっては、重症化の兆しがあると躊躇なく病院に入院させる。その方が老健の経営にとっても良いのかもしれない。

しかし、親しくなった利用者や家族の負担を考えると、絶対的な入院の適応でなければ何とかしようと思うのは、長く内科医として医療に従事していた血が騒ぐのかもしれない。避けることも出来る負担を、医師として背負うよりどころは「高齢者には介護が必要であり、老健には介護力があるから」です。

老健で重症化した高齢者の治療を行うには、家族と信頼関係を得ていることが必要です。入所中に罹った重症の誤嚥性肺炎が治り、入院することなく在宅復帰が出来ることになった重度の認知症の利用者に退所時に、「ありがとう」と言われ、「グッと来て涙が出た」と若い介護職員が話してくれたことがあった。

調子の悪い利用者を見つける流儀

以前、勤務していた老人保健施設で私は、時間がある時は利用者が食事している状況を見に行った。３か所ぐらいのところから全体を見渡し、一人ずつ食べ方、顔の表情などを観察する。離れた所からの観察は、診察ではわからなかったことに気が付く。中には寝てしまっている人がいる。

そして、介護度４か５の重介護で食事介助が必要なテーブルに行く。介護職員や看護師があれこれ言いながら、時には笑いもあり介助している。気になる利用者に関しては、介護職員や看護師に聞く。「今日は食事が進まない」、「むせ込む」など教えてくれる。

食事が終わると、階上に移動するためにエレベーターの前に並んで待っている。ほとんどの利用者は車いすや歩行器を使っており、自分で歩行できる人は少ない。

ちょうど私がいる診察室の扉を開けていると、利用者が待っている状態を見られ、調子の悪い人を見出すことが出来る。常時、診察室の扉は開けているので、利用者が車いすで寄ってきて思い出したように「２～３日前から腰が痛い」と訴えることもある。「後で診察に行きます」と言い、その後ベッドサイドに行っても、認知症の人は自分の症状を忘れてしまっている人もいる。

調子の悪い利用者を早く見つける私の流儀である。現在勤務している施設でも同じことを行っている。

臨床医は一度は老健を経験しては……「医師の原点」

時々思うことですが、臨床医は出来れば若い時に老健に1~2年勤務してはどうであろうか。老健は病院とは別世界、これは私が病院からこの世界へ移った当時の感想である。

老健は包括化で検査も頻繁に出来ない。レントゲン写真が撮れる施設はほとんどなく、撮りたいときは関連の病院に家族や職員が付き添って行くが、冬などは介護度の高い利用者が病院で長時間待たされ、風邪などの病気をもらってくる危険性を考えると躊躇する。そこで、内科診断学の基本である視診、触診、聴診、打診を駆使することになる。

老健では医師は1人で100人の高齢者を把握するため、介護士、理学療養士、看護師などの他の職種の方とコミュニケーションをとり協力を得ることが必要である。「医療における連携とは何か？」を考えざるを得ないと思われる。半年も経ってくると、それぞれのスタッフの良さがわかり、チームとしての医療を行う上で彼らの存在が大きな強みであることを感じることが出来る。

また老健では、利用者の全員が何らかの病気に罹患しており薬を服用しているが、病院やクリニックの処方を老健から見ると薬の量や適応に疑問を感じることがある。思い切って薬剤を中止したところ見違えるように元気になった高齢者を経験したり、高齢者は薬剤の副作用の頻度が思っていたより多いことなどを経験すると、高齢者に対する薬の適応や量を考えさせられる。

病院勤務時代に外来では、数分の診療で、高齢者の診療は認知症の本人にはあまり聞かないで付き添いの方と話して検査や薬を出していたこと等を振り返ると、高齢者のほんの断片しか見ていなかったように思う。

一見、変わってないように見える人が、介護職員や看護師の詳細に書かれている記録や報告を得て認知症の進行が判ることがあり、病院では得られない高齢者の臨床がそこにあるように思う。「終末期の高齢者の対応」「積極的な治療は行わない老衰の対応」「薬は後発品が使用される」など、一般の病院やクリニックとは異なる医療がそこにはあり、医療とは何かを考える良い機会になると思われる。

医師が老健を経験することは、国の医療費の削減にも繋がるのではと思うこともある。私自身は老健に勤務して、忘れていた医師としての「初心」に戻れることを感じることがあり、これを若い医師にも感じてもらいたい思いがある。

老健に若い医師の参入を望む

厚労省がインターネット上に出している統計、「医師、歯科医師、薬剤師の平均年齢の年次推移、施設、業務の種別」の表を見て、なんとも言えない気持ちになった……。

主に大学病院であると思うが、医師の病院勤務者の平均年齢は30代であり、一般病院の勤務医は40代、診療所は50代であった。老健はと見ると、60代であり、平成10年は平均年齢62・8歳で、その後、ますます年齢は上昇し平成28年の平均年齢を見ると69・6歳であった。

予想はしていたが、実際に統計を見ると何とも言えない思いがした。私もそうであったが、主に病院などの勤務を定年か、定年近くとなり老健に勤めるのであろう。

その後は第三の道はなくなり、働くことが可能な限り、老健に勤務することになるのであろうか。

老健は一方から見ると、医師の代謝に乏しくなり、しかも、長く勤務することとなり、平均年齢は上昇しているのであろうと考えられる。この平均年齢をみても、老健の管理医師の仕事が若い医師の選択肢になっていないことが窺える。高齢者の気持ちは高齢者でなければわからないこともあり、高齢の医師で良いという考え方もある。

しかし、老健の医師が経営についての関心は少なからずあっても、老健の意義、介護、医学的なことなどの関心に乏しいと感じている。施設における医師の影響力は大きいのであるが、医師の年齢を見ても他の分野である看護、介護、リハビリの状態を考え、ひと肌脱ぐ活力が湧きあがることは望めないような気がしたのである。

高齢化社会となり、老健の重要性は増し、医療上も様々な改善をしなければならないことがあり、活力ある若い医師に期待したい思いが湧く。私自身の年齢も、平成28年の管理医師の平均年齢よりも高いのである。

管理医師と他の職種との連携への思い

利用者を少しでも良い状態にするには、それぞれの分野の連携が必要です。その中に医師が管理医師としており、好むと好まざるとに関わらず、軸となり、大きな影響力があります。

連携には医師の権威とか、よく言われる神の手とか様々な肩書、業績は不要であることを感じます。不要どころか、かえって職員との連携の妨げになることがあります。

当初、この仕事について自分の中に存在するある種のエリート意識を払拭するように心掛けました。自分ではそんなつもりではなくても、周囲が感じなくなるようにすることが必要と思いました。そして老健の一員として信頼感を得て、連携を心掛けることとは、医学的な知識と介護分野の調和に繋がり利用者に良い影響をもたらすと思っています。特に介護、看護、リハビリは医療とは分離したものではなく、本来一体化したものでなければならないと思います。

我々職員の連携が保たれてこそ、利用者や家族とも連携が取りやすくなります。

日常、様々なことが起こりますが、共に悲しみ、喜び小さなことがらでも共有できることが多くなればなるほど連携の絆は強固となり、更に介護、看護の質が上がると思っています。

権威や肩書、今までの業績から解放され、日々、誠実に仕事を行うことが、他の分野に信頼されることにつながっていることを感じることが出来れば大きな喜びとなると自戒を含め思います。おそらくこのことは医師だけではなくて、他の職種も同じことが言えるのではないかと思います。

管理医師の診療（私の場合）

以前勤務していた施設は、パソコンによるオーダリングシステムがありました。私は朝型人間なので朝早く施設に来ています。まずパソコンを起動させ、気になっている利用者の経過を見ます。パソコン上で利用者の体温、食事量、血圧、脈拍などの経過表が見れます。

改めて大切だなと思うのは、熱の変動と食欲です。体温が37℃以上でなくても、変動はいち早くその人の状態を察知できる目安です。フラットな折れ線グラフが急に変動しており、オヤッと思って食事の状態を見ると、副食は殆ど食べられているのに主食がいつもの半分になっている。

　自分の症状を訴えることが出来ない認知症の利用者を診に行くと、何となく調子悪そうな感じがして診察をする。診察上は特に異常所見はないが、介護職員に聞くと昨夜は就寝中に時々咳をしていたと報告してくれ、感冒薬を処方し経過を見ることにした。その後、夕方の検温で37度4分の微熱が出現し、2日後に平熱となり食欲も戻ってきました。老健でこそ出来る早期診断、早期治療であると思います。

　コンピューターには、そのほかにタイムリーに介護職員、看護師、理学療法士がそれぞれの立場から様々なことを記述する項目があります。特に介護職員は頻繁に記載してくれ、重要な情報と思う項目はチェックがなされ、すべての利用者の情報の中から重要な記載だけ見ることが出来ます。医師の私も家族に伝えたこと、治療の方針、その他に看護、介護のことでお願いすることを記述します。

　例えば、利用者が落ち込んでおり、「話しかけてあげると気分が少し上向きになるので、言葉をかけてください」「今のボーとしている状態は抗精神病薬の副作用が考えられるので、投与されていた薬を中止するので様子を観察してほしい」などです。

重症化の場合もこれが役に立ちます。診察所見や治療の反応などを踏まえ、この表を見て考え、この人は老健で見るのはここまでと判断し、病院へ紹介する決断をすることもあります。

重症な症例を抱えれば老健の経済的な負担が大きくなることも考慮しますが、それよりも入院の適応を誤り重症になって病院に治療をお願いするのではなく、タイミングを逸しないようにしたい思いがあります。引き受けてくれる病院に対し、老健の尻拭いや責任転嫁になってはならないと思っています。

利用者の状態が悪くなったときPoint of no returnを意識することは大事です。つまり、これ以上病状を悪化させると病院で治療しても改善が困難な状態に陥るということです。そのような状態に至る前に察知して、専門医に紹介することが管理医師として大事であると思っています。

管理医師として老健の何に臨床の魅力を感じるか

管理医師の役目は診断され治療方針が決まっている利用者の管理とされているが、現状とは乖離がある。利用者は入所後に新たな疾患の出現や罹患している疾患の再燃もある。しかも高齢者は安定している状態は長くは続かず、感染症などの合併により老化は更に進行するなど臨床の幅は広く深いものがあるが、老健の個々の医師による対応は異なると思われる。医師免許を有していれば管理医師になれることより、医師の経歴は様々である。例えば産科医、外科医や内科医が管理医師になった時に、それぞれの医師の利用者への対応は多様であると想像する。内科医として現時点で感じている老健の魅力についてその一部を述べてみたい。

老健では高齢者を診るのであるが、長く携わってきた病院での臨床とは大きく異なることを経験している。高齢者、特に超高齢者の病態はいまだ未知の領域であり、日々新たな臨床経験が得られる。日常の薬剤の効果と副作用、検査結果など、その概念は今まで診療した年齢層の臨床とは異なることが多々あり興味は尽きない。

また、終末期の医療に携わるが、予想に反し超高齢者の生命力に驚嘆することもある。高齢者の臨床は地味な感じがすると思うが、実はとてもエキサイティングである。

高齢者の15％に認知症が認められる。年齢が5歳高まるとその有病率は倍増し、95歳では80％が認知症と診断されるといわれている。当然、老健では認知症を診ることになる。内科医として様々な認知症の疾患を診ることは興味深く思う。ほとんどは内科疾患に罹患しており、治療は一筋縄ではいかないことがあり、絡まった糸をほぐすように感じることがある。

認知症の診断や治療の進歩に学ぶことは多くあり、老健では様々な認知症の疾患を診るので実学を学ぶことが出来、興味深くやりがいを感じる。認知症に限らず入院まで至っていない、あるいは入院後の患者、末期の状態を診る機会も少なくない。

認知症患者の日常を支えるために老健には、看護師はもとより多くの介護職員がおり、彼らの介護力や観察力と共に詳細な記録は診療に役立っており、高齢者の臨床像を的確にとらえ診ることが出来、仲間として心強いものを感じている。

高齢者医療は一般に行われている医療と異なり、終末期を考慮する医療も必要で、一般的医療を基盤に更に考慮しなければならないことがある。そこには行わない医療の考え方があり、ご家族の協力も必要となる。看取りも加わってくるが、利用者のことはもちろん、ご家族に対しての考慮、配慮が加わり、医師としての重責と共にやりがいを感じることが出来る場となる。

老健でのやりがいは得ようと努力すれば得ることが可能である。例えば、利用者が肺炎となった時に、このまま老健で治療して改善の可能性があるか、あるいは老健では難しいが病院で入院治療することにより改善に導く可能性が高いかを判断するタイミングが大事であり、それにはご家族との連携も必要である。

また、スムーズに病院に受け入れてもらえるような対応も大切であるが、職員や家族にそれらの一連の対応を評価してもらえた時などは、内科医としての経験が生かされていると思いうれしいものである。老健は日常において、医師は利用者や家族と触れ合うことが可能であり、そのことは老健の日常の診療にやりがいを感じることに繋がると思っている。

ほんの一部を記載したが、病院は在院日数の問題や専門分化がますます進んでおり、在宅生活が可能とは言えない状態で退院を余儀なくされる。一方では少子高齢化などにより、家庭での介護は難しいなどより、医療および介護においても老健が更に重要な任務を担うことになると思われる。それと共に老健の医師はますます重要な職種となり、医師の対応により更にやりがいを感じることが出来ると思っている。

老健でのある日、一人の発熱者もなく、転倒事故もなく、看護師からも今日は落ち着いていると報告があった。介護職員をみるといつもより笑いがあり、フロアーもまったりとした雰囲気である。このような時も医師としての充実感を感じるのは、老健だからである。

多くの医師に老健の状態を伝えたい、そして老健を志す医師が出てきてほしい

老健が時代のニーズにマッチして発展的になるかは、医師によるといっても過言ではない。介護職員や看護師の獲得や離職も医師の影響は大きいものがある。施設の運営に大きな影響がある医師の仕事は興味深く、そしてやりがいがあると私は思っている。そのことをどうしたら多くの医師にアピールして、この職種に適性のある医師に届くことが出来るのであろうか？

多くの医師が老健の現状を知ることにより、この分野を志す医師が出てくることを望むのだが、個人的にも公にも管理医師の重要性を知ってもらうための場や方法が見当たらないのである。おそらく老健は私たちが思っている以上に、医師に知られていないのであろう。

個人的な一つの方法として、このブログを書くことになった。しかし、いろいろな事柄を書くにつれ問題点も多くあり、忌憚なく記載したが、果たして医師がこのブログを見て管理医師として「やってみよう」と思ってくれるか自信がない。

かといって、老健は多職種の人が一所懸命働いているなかで医師の仕事が安易であるということを募集のキャッチフレーズにしたくないし、現に老健での医師の仕事は意欲的にやれば、他の医師の仕事がそうであるように安易な仕事ではなく、これでよいということはない。

実際に勤務してみて思うのは、勤務時間が決められており、それが守られることであろう。やりくりを考えて行うことにより、特別な場合を除いて勤務時間内に仕事を終わらせることが出来るので時間的な余裕がある。老健は医師が1人か2人であるので、利用者の状態を把握していれば医師のペースで仕事が出来るからであろう。仕事時間が守れることより女性の医師にも適しており、老健の存在を知ってもらいたいと思っている。

老健はいまだ様々な問題点が残されているからこそ、活力ある医師に期待したいのである。同時に老健の現状をもっとオープンにすることにより、老健をステップアップすることが出来ると思っている。

老健で働く職員を見ていると、改善が必要な事実をオープンにすること、あるいは風通しよくすることに躊躇が感じられ、それらを払拭し改善に導くためには、「情熱」「勇気」そして「話し合い」等が必要とされると思う。

高齢化の時代となり、益々重要な任務を担うことになる老健には、やる気のある医師が必要になっている現状を知っていただきたい思いである。医師に向かって大声で叫びたい思いがする。「出てこいや」と。

老健で働く医師として釈然としないこと

通所とかデイと呼ばれているが、利用者が週何回か自宅から老健に来てリハビリなど行い日中を過ごすことが行われている。施設で送迎も行っている。定期的に老人保健施設に来られることが家庭での介護のサポートのみならず、利用者のリハビリになり、老化防止や認知症に対し効果がある。

新規の通所希望や介護度に変更があった時は、医師が利用者の診察および面談を行う。血圧、体温、などを測定し、定期的に受診しているクリニックの主治医等の診療情報書を見て確認し、転倒など日常の注意を促すが、主な目的は通所に意欲的に楽しく通われるように、冗談も言いながらやる気を引き出せればと思っている。面談の終わりに、「この施設にいるときに調子が悪くなったら遠慮なく言ってください。私が診ます」と伝えている。

通所利用者が体調不良を訴えた。38℃の発熱、昨日から喉が痛く、咳が出ていたと、朝、平熱だったので家族に行くように言われて来たと。診察すると咽頭は真っ赤で、診察で肺雑音は聞かれない。急性上気道炎と診断し、経過をみてインフルエンザの検査も必要と診断した。

しかし老健では、処方し薬を服用させることも検査も出来ない。係りの看護師が、職場で働いている息子さんに電話して、迎えに来てもらうことになった。診察したのは午前10時頃であったが、迎えは仕事の都合で午後3時ごろになってしまうと。施設には薬局があり薬剤師もいるのに、薬を出すことが出来ない。おそらく息子さんが迎えに来て、クリニックに行き治療が開始されるのは夕方になるし、受診することにより利用者は更に消耗してしまうのではと懸念し、釈然としない思いであった。

職員の体調が悪そうなので声をかけた。さっきから調子が悪いといわれる。体温37・5℃あり、倦怠感を感じ鼻水も認め風邪を引いたようだといわれる。「でも、今日は他の職員が休んでいるので、私がいないと仕事が回らないので頑張ります」と言われた。

治療を考えれば早く自宅に返したいが、そうは出来ないことがある。早く薬を飲ませたいが、老健から薬を出すことは出来ない。勤務は5時半までなので、職員はそれからどこかのクリニックに受診するのであろう。主婦でもあり、小学生のお子さんがおられたと思うなど気がかりになった。

施設で行えるなら早期に薬剤を投与し、そのまま自宅で安静にすれば早く改善に導くことが出来る。職員が早く良くなることは、施設にとっても利用者にとっても大事なことだ。

介護保険で成り立っている老健では健康保険の診療は出来ないということであるが、何とも釈然としないのである。

老健はオアシスか

この2週間ほど、受け持っている利用者の状態はいつになく安定している。全国でインフルエンザが流行っており、職員や職員の家族は罹ったが、利用者には幸い感染者はいない。そのようなある日、パソコンに向かってあれこれ思った。

老健に勤務する以前を振り返ると、複数の病院において内科全般と専門領域の診療に長年携わった。学会や研究会など多くの会に参加したし、参加しなければならなかった。また学会認定医は、学会に参加することにより資格更新に必要な単位がとれるので、診療や研究で多忙な時に時間を割いて地方に行くこともあった。口演や雑誌や本の執筆依頼なども断れなかった。若い医師の研究指導や論文作成に多くの時間を費やした。研究発表のために学会に参加することに意欲的であったが、後年、指導する立場となり、研究者の発想、研究の進め方に興味を持ったが、なかなか感銘を受ける臨床研究に出会わなくなったのは自分が成長したのか、退化したのか不明である。いずれにしろ、1年を通し追われるように忙しかったのである。臨床に携わっている第一線の医師は誰も同じではないかと思う。

しかし老健に勤務してからは、年齢的な影響や専門分野を離れたこともあり、学会参加は行きたいときに行くようになった。認定医の資格を維持する必要もなくなった。そして施設で高齢者に対しジックリ、落ち着いて診療に従事することが出来るようになった思いがする。

利用者は長い病歴の過程で各科の専門医の治療を受けているので、診断や治療に疑問が生じれば、その都度、医学書を調べる、そして長年、疑問に思っていたことが納得出来たことも少なくない。また様々な医療機関から情報提供書による紹介があるので、医療機関の臨床を老健という立場から垣間見ることが出来る。

感銘する医療、疑問を感じる医療などがあり、このことも刺激や勉強になり、居ながらにして生きた教科書に遭遇する思いである。利用者の病状が悪化した時、病院に紹介するが、入院の有無にかかわらず返事を頂き、勉強になり、感銘することもある。老健では、高齢者医療の特徴と云えるが、行わなければならない医療と共に行わなくてよい医療を考えることになり、今までにない臨床上の興味を感じる。

以前の生活と比較し、老健の医師としての生活や医療を考えたとき、砂漠のオアシスが頭に浮かんだ。オアシスには休息のイメージがあるが、そうではなくて水が湧き、樹木が茂っている落ち着いた環境でじっくり自分のペースで仕事が出来るイメージである。このような環境で新たな医師としての自分を見出し、異なった道を歩んで得した感じさえしている。職員および利用者やご家族にとって、老健がそれぞれにとってのオアシスのようなところであると良いと思った。

これを書いてひと息ついたら胸のポケットのケータイが鳴った。利用者が１人転倒、１人発熱したと報告があり直ぐに診察に行く。どの職種もそうだと思うが、医師の仕事は甘くない。

こんな管理医師は御免だ　～我が反省をこめて～

●働いてやってあげているのだぞ、いつ辞めても他に行けるぞというドクター、施設の一員になりきれない医師……管理医師のなり手がいないことが背景にあるが、このような医師は今いる以上のところに行けない。過去の肩書を?引きずっている医師、自分は特別であると思っている。チームワークの欠如につながる。

●看護師に依存して利用者をしっかり診ない医師……医師としての職責を果たしていない。これがまかり通るのは施設全体の問題。

●介護職員の重要性を認識していない医師……老健における介護職員の重要性を認識していない。介護職員は医療においても重要な戦力であることを理解していない。

●動かない働かない医師……部屋にいる時間が多く、敏速に動かない。事が運ぶように職員は忖度せざるを得ない。そのため組織はゆがんでくる。

●偉そうにしている、周囲が偉そうにしてしまった医師……管理医師のなり手がないためか、施設は医師を優遇しがちである。送り迎え、お茶や食事をお出しする。

ひと昔前の病院はそのような時代があった。有能な事務員の無駄遣い。多職種の連携や施設の発展のブレーキとなる。

●書類などの作成が遅い医師……組織の一員である認識に乏しいため、事務などが苦労する。

●職員を怒鳴りつける医師……自分は責任の届かない所にいて、他の職種の失敗を取り上げて怒鳴りつける。

●利用者のために医師がいるのに医師のために利用者がいると勘違いしている医師

●インフォームドコンセントを理解していない医師……利用者を物と思っている。本人、家族等の承諾を得ず検査などを行う。結果も伝えない。

●家族とのコミュニケーションをとらない医師……老健の意義より家族との連携は重要、しかしほとんどケアマネ任せ。家族との連携を心がけていない施設では、看取りを行うまでいかない。

●直ぐオーダーする医師……出来るだけ施設で治療する意気込みが大切であるが、利用者の状態に変化があると、直ぐ医療施設に依頼してしまう。施設はいつも落ち着かない。経営的にも大きな損失。

管理医師の成長

半世紀近く医師としてやってきた。いろいろな思いがあるが、今になって様々な経験や人との交流により成長させていただいた思いがある。その中には患者さんやご家族との関わりにより成長したことも感じ、患者およびその家族が医師を育てるということを実感する。腎臓病を専門に診療していたが、多くの患者さんを診て、様々な相談や要望を受け、尊敬、感動、感心、悲しみ、虚しさ、無力さ、切なさなどを感じたこともあった。若いときは逆に、患者さんや家族から励まされたこともあった。そのようなことにより、患者さんにより自分が医師として成長させられたし、成長する力を得た思いがしている。

老健に医師として勤務し思ったのは、利用者の状態が悪くなり、家族にほとんどは電話で、時には面談し症状や検査結果、治療などについて報告や話をするが、ご家族からはよろしくお願いしますと言われ、病状等について詳しく問われることはほとんどない。ほとんどの家族は受身で従順である。医師は病気のことだけで、後はケアマネなどが対応するからであろうか。家族は施設に預けている、お世話になっているという負い目から注文を付けないのであろうか。時にご家族から説明がなかったなどの声が聞かれることがあるが、クレームとして医師まで届かずに処理されるようだ。しかし、このような状態は管理医師の在り方や存在価値に明確さを欠いていることと無関係ではないと思われる。管理医師として成長の糧が利用者や家族であってもらいたい思いがある。管理医師と家族との関係はオープンでフランクであってよいと思う。

管理医師の応募が少ないのは何故か

●給与が低い。施設により異なると思われるが、仕事の内容や時間的なことからはそれほど低いとは思えない。一方では、老健の重要性が認知されていないためとも考えられるが、この問題は医師だけの問題ではなく、介護職員、看護師などの介護施設における待遇も改善する必要がある。

●定年後行き場のない医師の職種というイメージがある。現在、多くの大学の医学部で医学生は老健での実習や見学を行っている。老健の重要性を理解してもらうために学生実習に携わる者は、その意義を考え丁寧に対応したいものである。これは大切なことであり、学生時代に老健での実習を経験し卒業した医師に介護の領域からは期待したい思いがする。

●老健を知らない。これは国や老健自身が、老健の意義や重要性の啓発活動を国民に対し積極的に行うことが先ず必要であると思う。

●管理医師が仕事に対するプライドに乏しい。管理医師であることに誇りを持つことが必要と思う。それには管理医師自身が職務にやりがいを見出さなければならない。老健の医療の特徴と思うが、「赤ひげ」的な医療が出来うる場である。

●医師が楽に働けるところであるという固定観念がある。それほど働きたくない時の選択肢、時間的には病院よりも自分の時間が持てる、しかし、内容は真摯に行えば決して暇ではない。医師はリーダーとしての任務もある。多職種の多くの職員との連携はやりがいに通ずる。

●老健の管理医師になることが医師として一段下の職種のイメージがある。大学や医師会が老健についての認識に乏しいことも理由の一つであると思う。私自身は様々な医療上の制約を経験し、なぜこうなのか疑問に思うとともに老健が医師会や厚労省と対等な立場になっていないのではという懸念を感じている。

●老健に医学的および学術的な雰囲気に乏しい。これは医師としては寂しい思いがする。

第2章

老健を支える人たちのこと

この章は管理医師以外の職種について
述べてあるものを集めました

ある老人保健施設の相談室　〜相談員の役割〜

以前、私が勤務していた老人保健施設では、診察室の隣に相談室がありました。二つの部屋のドアはほとんど開けっ放しで、気軽にお互い入室し話をすることが多くあり、相談室の大変さはよく分かっているつもりです。当時、相談員は3人おり、1人は通所利用者、2人は入所利用者に分担して業務を行っていました。

相談室は老健の窓口ですが、この漠然とした名称のためと思いますが、外部との対応は何かと相談室の仕事になっているようでした。長時間パソコンに向かっており、電話の対応も頻繁に行っていました。ご家族からでしょうか、電話の対応はとても時間がかかっていました。

その他に地域のケアマネの対応、入所希望の本人や家族が見学に来られたときの対応、病院の医療連携室から入院患者の入所依頼、出入りが頻繁な短期入所希望者の日程とベッドの空きとの調整など行っていました。入所予定の日程や空きベッドを分かりやすくするため、毎週、全ベッドの利用予定を表にして入所判定会議に提出されていましたが、表を眺めると大変な仕事であることが分かりました。

さらに、担当者会議の参加、入所前に家族に電話をして入所者の体調の確認も行われていました。また、他施設の相談室との連携のために出向くこともありました。判定会議をスムーズに運ぶための準備も大変で、診療情報提供書に関することは会議前に管理医師である私に確認に来られていました。

利用者の在宅復帰を積極的に目指すようになって、相談室はさらに忙しくなっていました。施設の窓口である故なのであろうか、ベッドの利用率が芳しくないと、会議などであたかも相談室の責任のようなムードになることがあり、彼らにとっては理不尽な思いがしているのではと懸念しましたが、それだけ施設において彼らの重要性や期待度が高いためと思われました。

様々な家族に対する相談員の対応を見ていると、筋金入りの寛容な精神が感じられ感銘したことを思い出します。家族にとって相談員は心の支えになっていると感じたこともありました。若い相談員がどんなに忙しい時でも静かに冷静沈着に時には優しく、どのような家族に対しても物おじせずに対応する様は、格好いいと思うことがありました。

当時を思い出すと、相談員が医師、看護師、介護職員等を全面的に信頼し尊重してくれていたことを感じます。

相談室の在り方に対する老婆心

相談室は法的に業務内容の規定はないと思います。それゆえ、施設によって業務内容は異なっているようです。相談室は様々な職種と接するので、相談室の在り方は職員の連携や施設の雰囲気に影響を及ぼします。老婆心ながら、「相談室の在り方」に思いを致してみました。

利用者の家族を思いやる気持ちは大事ですが、家族のわがままに迎合することになってはならないと思います。勇気がいることですが、施設の決まりに沿ったメリハリをつけた対応が大事だと思います。また、いろいろな家族がおられますが、公平に対応する心構えが必要です。常識ある家族は理解してくれると思います。

一方では、施設の職員への配慮も大切です。現場をよく見て理解していないために、現場職員との間にズレが生じることがあります。利用者や家族と、現場職員とのバランスをとる立場にあることを知っておく必要があります。介護度の高い利用者が多い状態の時に、少ない職員で四苦八苦して対応している時に、更に介護度の高い人が入所すれば現場はパンクすることになります。入所前の判定会議が機能していないと、このような状態に陥ります。

相談員には介護の経験者がいる場合があります。誰でも自分の過去を美化する傾向があり、これぐらいは私だったら出来るというような気持ちに陥りやすいものです。これも現場からの反発を招きます。このようなことも現場と相談室の相互が理解しあった連携により防げると思います。

相談員は経験期間が長くなるに従い、医療上の知識も得ることになります。そうなると相談員が医療に介入しがちになります。医療は資格を得たものが行い重い責任を伴う職種なので、十分な注意が必要です。

ベッド利用率が芳しくない状態に陥った時に、施設内の連携が取れていないと相談室のみが苦労することになります。そのような時こそ施設全体でどうしたらよいかを検討すべきであり、そう出来るようにしておくことが肝要です。老健の改善に相談室のレベルアップはとても大切なことです。

また老健の任務である在宅復帰を促進するためにも、相談室の業務を明確にする必要性を感じます。

介護職員さんは宝だ

介護職員の仕事は本当に大変な仕事だと思う。特に排泄の世話は大事な仕事である。家族が介護で困難に陥るきっかけは失禁するようになった時が多い。そのことを思うと、テキパキと仕事する介護職員には敬意をはらう気持ちが湧く。

私は「介護職員さんは宝だ」と思うことがある。家族は肉親の介護を行ってくれる介護職員を宝物と思ってくれないだろうか。家族によっては、税金を払い、そして施設に金を払っているので当然だと思う人もいるようだが、介護は容易な仕事ではない。

高齢化の波が押し寄せるにあたり、「介護職員を宝だ」と思う気持ちを持って、国や施設は運営を考えてはどうであろうか。宝は誰もが大切にするものだ。

介護職員が気持ちよく仕事が出来るにはどうしたらよいかを考えれば、様々なことを改善に導くことが出来ると思うし、気持ち良く仕事が出来ることは利用者にとってもより良い介護を受けることに繋がり、それは家族にとっても安心で嬉しいことだ。

専門職である介護職員の給与は何故低い……共に働く医師からの思い

介護職員の仕事は一般的に大事な職種であると言われ、内容も理解されているにもかかわらず、世間の評価は低いと思います。私はこのことを残念に思います。それが最も表出しているのが給与額です。今の給与では、若い介護職員は結婚して家庭を持つことも躊躇するのではと思います。介護の分野に入って介護職員の仕事を目の当たりにして、尊い仕事であると改めて思いますが、どうして評価が低いのでしょうか?

日々の介護職員の仕事ぶりを見ていると、大変な労働にも拘らず時に介護の喜びを感じ、この喜びは格別と思われ、そのような喜びを糧に施設内では明るく仕事をしているように思われます。

低給与で勤務時間が不規則な介護職員の離職率が高く、若い人がほとんどであることも、介護職員の組織を形成しにくいので、国に働きかけることも難しいのではと想像します。個々の介護職員を見ていると、介護の分野の根本的な改善を考える余裕が持てない生活であるとも感じます。

一方、利用者の家族は気持ちの上で介護から逃避することなく、自分の肉親の介護、それも家族さえも嫌がる「下の世話」までしてくれる介護職員に敬意と感謝の念を持ってほしいと願います。家族は自分でも出来ることにカネを払い、単に介護職員に肩代わりしてもらっているとは思ってはいないだろうかと感じることがあります。家族の感謝の気持ちは介護職員の待遇改善やレベルアップの源になると思われ、家族には介護職員は介護の専門家であるという認識を持ってほしいと願います。

このことは誰でも介護職員のお世話になる可能性があることから、国民全体が認識しなければならないと思います。例えば走ることは誰でも出来ます。しかし、鍛錬したアスリートの走り方は異なります。これと同じことが介護職員による介護にも言えます。また、走ることは記録に表すことが出来ますが、介護職の専門性は表しにくいと思います。家族の限られた面会時間に介護職員の働きを見ても、当たり前のことと見えてしまいます。

私自身、介護職員と共に働き、専門性がやっと分かった気持がしています。是非、家族は介護職員を専門職として見てほしいと思います。一方、介護職員も介護職を専門職と再認識し胸を張り、誇りを持ってレベルアップに邁進してほしいことは言うまでもありません。

かつての看護師が今の介護職員と同じような境遇からレベルアップし現状に至ったことを見ても、歴史の浅い介護職員の待遇改善は成せるものと思っています。

老人保健施設とリハビリ　チョっとした一言

その利用者は、パーキンソン病に罹り、その後下肢の血栓性静脈炎の治療のために入院治療したが、その間に下肢の筋力が衰え日常生活がままならず老健に入所しリハビリを行っていた。

認知症はなく年齢は80歳であるが、座っている姿は若々しく見える。時々、鬱的になりリハビリを拒む時があった。私がベッドサイドに行き、あれこれ話すとヤッとやる気になりリハビリを行っている状態であった。理学療法士の介助で歩行補助器を使い、身体をくの字にして一生懸命に歩く姿は胸がうたれる思いがした。

その日は、朝食が終わり車いすで階上へのエレベーターを待っているときに私と目が会い、何か訴えるような顔をされていた。その後、看護師から「もうリハビリはやりたくない」と言っていると報告があった。ベッドサイドに行きいろいろと聞いてみると、理学療法士から「一生車いすは手離すことは出来ない」と言われたと。

それを聞いたら、「いつか一人で歩けるとリハビリを継続してきたが、意欲が失せてしまった」と暗い顔で言われる。理学療法士からすれば、話の流れでその人の状態や経過などを考えて話したことなのであろう。おそらく年齢や病状を考えてもそうなのである。しかし、それを話したことで利用者は落胆したのである。

私は理学療法士の立場からは、現実をハッキリいうことも時には必要なのであろうと思ったりした。

その利用者はおそらく内心歩けるようにならないのでは、と思うことがあっても、その気持ちを打ち消してリハビリを継続していたのであろう。医療的に事実であっても言わないことも選択肢と思うことがある。この利用者は日々の生活でいろいろ悩み考え、そして自分が歩けないことをやがて受け入れることが出来ると思われたからである。

昨今は医療においても情報を開示することが求められる。しかし、高齢者には特に配慮が必要と思う。事実を本人に知らせるにしても、時間をかけることやタイミングを考慮する必要がある。基本的には残された人生を楽しく過ごさせてあげたいと思うのである。

その利用者には様々なことを話した。その中で特にこう言えば元気になるなどの特別な言葉はないと思う。ただ、出来るだけベッドサイドに行き、あれこれ話すようにした。しばらくして、その利用者がリハビリに参加し、歩行器につかまり以前と同じように歩いている姿を見てホッとした。

言語聴覚士（ＳＴ）は老健で重要な役割を担っています

言語聴覚士：Speech-language-Therapist は、老健の現場ではＳＴと言われています。リハビリの中では、新しいとされる領域で、国家資格を有する専門職です。老健のリハビリの中にこのような資格を持っている人がいることは、あまり知られていないようです。

どのような仕事かというと、言葉によるコミュニケーションには言語、聴覚、発声、認知などの機能が関係しています。病気や事故、発達上の問題などで、これらの機能が損なわれることがあります。「言語聴覚士」ＳＴは、このような問題の本質やどうしてこのようになったかを明らかにして、対処を見出すために検査や評価を行い、必要なら訓練、指導、助言、等の援助を行います。

老健の現場をみると、ＳＴが関与する一番多いのは嚥下障害です。しっかりした評価をして、どのような食事であれば誤嚥しないかを考え行います。水分摂取も、トロミを付けるなどの工夫です。この工夫は効果的で、嚥下の機能を鍛えることにもなります。高齢者の嚥下は日によって変化することがあり、そのようなときには体調も当然関係しており、医師、看護師や介護職員からの情報が大事です。連携により、評価よりも一段上の試みを行うチャレンジも可能になります。このチャレンジはチームワークが必要です。誤嚥性肺炎などのリスクを伴うことなので、チームワークが出来ていないところでは意見の一致を見ず職種間に亀裂が生じることがあります。

利用者と接し、嚥下機能だけではなく、常に経過を含めた全身状態を見ることが必要だと感じます。嚥下機能は体の一部なのですから、当然のことと思います。

看護師募集

勤務していた老健の周辺地域にある医療機関が揃って、看護師の募集が行われた。就職先を探している看護師、今は仕事を辞めていて子供が大きくなったのでそろそろ働きたいという、いわゆる潜在看護師の発掘が主なのであろう。主に医療機関が趣向をこらし参加するようであった。

ある日、看護科長が突然、その会に行くように指示されたという。以前、他の看護師が行き、会場で病院等の施設がいろいろなパンフレットなどを用意しているのを見て、何も用意していなかったのでさびしい思いがしたと聞いていたが、会場に行くように今日になって言われたとのことであった。事務員が何とかしたいと急遽、会場で貼り出すものを作成していた。準備しているのを傍で見て私も協力したいと思った。

老健は慢性の看護師不足である。病院と比べて老健の看護師は給与が低いと聞いており、それが大きな理由なのか応募が少ない。でもそれだけではなくて、老健がどんなところか知らないことも理由だと思う。

私は看護師にとって老健や特養の介護領域の仕事は、やりがいがあるのではと思っている。老健で一生懸命やっている看護師は、きっとそのやりがいや面白さに到達したのであろう。救急疾患は看護師にとって若いときは魅力的に感じる人は多いと思うが、看護師としての経験を積むと老健のような高齢者の看護、介護に興味を持つ人がいる。

熟練した看護師の実力を発揮出来る場の選択肢を増やす意味でも、老健や特養とはどのようなところかをもっと知ってもらうことが必要だと思っている。これは若い看護師も同じで、今までの状況にとらわれず看護学校卒業後直ぐに老健に勤められるコースがあり、新卒の看護師が希望に燃えて老健や特養に来られたらよいと思っている。

介護老人保健施設の薬剤師さん

薬剤師の仕事は基本的には医療施設と変わりませんが、医療施設とは異なる仕事があります。

入所後に利用者の持参薬がなくなれば施設から薬を出すことになります。老健は介護報酬内でやりくりする、いわゆる包括化で保険診療は出来ません。そこで出来るだけ薬価の低い（安い）薬剤を使用することになり、基本的にジェネリック（後発品）医薬品を使用します。薬剤師は出来るだけ安い薬剤を選択してリストアップしてくれます。それを参考にして処方します。これは経営に関わるので、老健では大事な薬剤師の仕事です。また、高齢者は副作用が出やすいので、適切なアドバイスをしてくれます。老健で共に働く薬剤師と管理医師は、緊密となり良い協力関係になることが必要です。

老健で働いて「薬剤師の重要性」を再認識しました。病院に勤務していた時と大きな違いは、先発品や新薬を販売している製薬会社の訪問がないことです。薬剤師も新しい医薬情報がタイムリーに入手出来にくいことや、製薬会社が開催する勉強会などの案内も殆どないことを聞きました。この状態は意欲的な薬剤師さんにとっては残念な思いを感じているようです。

私は勤務してしばらくは、老健がなんとなく製薬会社に無視されているような印象を持ちました。老健でも効果が期待出来る薬価の高い薬や新薬を使用出来るようになればと願っています。そうすれば製薬会社も来てくれるでしょう。

老人保健施設で思う、管理栄養士の役割とは

老健には管理栄養士がおります。利用者にとって何より食事が大切であり、楽しみでもあることより大事な職種です。限られた予算で利用者が満足出来る食事にすることは、大変な仕事だと思います。殆どの施設の調理は、委託会社により行われていることより、施設と会社の調整も行います。

利用者は何らかの病気に罹患しており、老化の程度は多様で日々流動的であり、月や年単位でみると進行性でそれに伴い嚥下機能の衰えも認めます。そのような利用者に、どのような食事を選択するか頭を悩ませることがあります。

食事内容は医師の指示のもとに行われるのですが、実際に食事介助に携わっている介護職員、看護師やＳＴの意見は重要です。また、施設の相談室から家族の思いが伝えられることもあります。栄養委員会などで話し合いが行われるのですが、職員の日ごろの連携がうまくいっていないと、利用者や家族の思いとは異なるところでの議論になりがちで、そのようなことになると利用者に対しての対応は消極的にならざるを得ません。

嚥下障害のある利用者が、入所時より病院で入院していた時の食事内容が継続され、全粥、おかずはキザミ、おやつはゼリー状で、パン、麺類は禁止となっていました。ところが体調の改善がみられた利用者から、「もう少し形のあるものを食べたい」と希望がありました。また家族より、「甘いものが好きなのでケーキなどを少しでよいから食べさせたい」との願いがあるとケアマネから伝えられました。ＳＴの評価は、「嚥下障害があり誤嚥性肺炎になってしまう危険性があるので難しい」と判断されました。管理栄養士は、「今の食事内容以外のものを作るのは、厨房の委託会社から無理であると言われた」と述べられた。看護師は、「この利用者は嚥下が良い時と悪い時があり、もう少し形のある食品を試みたいし、食べられると思う」と言われた。介護職員も同じ意見で、「利用者が死んでもいいから、もう少し普通の食事がしたいと懇願された」と話された。議論が進むにつれ、「食べさせて誤嚥性肺炎になっても、私の責任ではない」などの発言が聞かれるようになった。結局、今のままの食事で様子を見ることになりました。

リスクを伴うことは、反対があればそれを押し切って行うことは難しいものです。現場では、「食べさせたい思い」とのギャップを感じながら、今までと同じ食事が継続されることになりました。相談室に聞くと、家族の不満は施設に入ったことで「家では食べていた好きなものを食べさせてあげられない」ことが多いようです。

どうするかはケースバイケースで、難しいがいくつか感じることがありました。それはチームワークが大切だということであり、これには家族もチームの一員になることが望ましいと思われます。忌憚なく落ち着いて話し合いが出来るチームワークにより、情報の共有が出来ること、利用者の希望を少しでも叶える可能性が生まれるのではと思われます。

それにはリスクを伴うので勇気が必要ですが、その勇気もチームワークにより生まれるものと思われます。不可能であっても、話し合うことによりご家族も職員も納得することが大切であると思います。

食に対する家族の思いと、利用者の希望とそれに反するような利用者の状態、このギャップを如何に小さくするかは大きな課題であり、管理栄養士の本来の仕事と思います。

＊ST（言語聴覚士：67頁参照）

施設を清掃してくれる大切な人たち

施設の清掃をしてくださる方がいる。派遣会社から来られて4～5人で行っている。ほとんどは中年以上の女性の方で、明るく元気そうに働かれており、職員専用の階段を上ったり下がったりする時にすれ違うので声をかける。「おはよう」「今日は晴れますね」「張り切っていますね」とかの言葉です。だんだん親しくなり、「先生に会うと元気になる」など言われる。大福の話をしながら仕事をされているところですれ違い、「僕も大福好き、○○の大福食べたことある」とか話す。30秒もかからない短い会話であるが、何か楽しくなり一体感が湧く。忙しい時には、5階までの階段を頻繁に利用するのですれ違う頻度は多くなる。彼女らと言葉を交わすことは、頭の切り替えにもなっているように思う。

以前、勤めていた施設では1階に食堂があり、食事の時は2階の利用者はそのフロアーで食事をし、3階は軽い認知症の利用者で1階に誘導する。朝、私は早く出勤していたが、夜勤看護師や介護職員は食事介助などで、この時間帯は特に忙しく3階に職員はいなくなる。その頃、清掃の方が掃除する時間となる。

静かになった3階のフロアーに行くと清掃の方が働いている。そうすると、具合が悪くて食堂に行かないでベッドに寝ている利用者を教えてくれる。「○○さんと○○さんが何号室と何号室に休まれているけれど、○○さんの方が辛そう」とかである。早速診察に行き、ステーションで夜勤の記録をパソコンで確認する。そして検査の指示や薬の処方箋を書いたが、この時間は静かでジックリ考えることが出来た。利用者に早く薬の投与や検査も出来るし、看護師も手間が省けて助かっていたと思う。

具合の悪い人がいない時は、孫の話や家族と行かれた旅行の話などしたものだ。今思うと清掃の方は他の職員が誰も知らない私の仲間であり、戦力であった。

以前勤めていた施設も、今の施設もそうだが、清掃の方の施設や利用者である高齢者に対する思いや対応は見習うべきものがある。多分、清掃の方は様々な経験をされて第二の人生を歩まれているのであろうと思う。ほとんどの人に気が付かれることがない、老健を支えている大切な人たちである。

第3章

老健介護の悲喜こもごも

この章は老健介護で日常的なテーマや場面をまとめました
（食事、くすり、家族など）

風邪が流行ってしまった

　このところ季節の変わり目のためか、天候が不順で高齢者には負担になっていたのであろうか。同じフロアーで利用者の2人が鼻かぜを引き、アッという間に広まり16人に上気道感染症の診断で薬剤の投与を行うことになった。1人は重症化し肺炎で、もう1人は検査を行ったら炎症反応検査が高値で、肝機能障害を認め入院となった。そのほかに2人の利用者は、もともとあった喘息が悪化したが何とか改善傾向になった。しかし、まだ風邪が完全に抜けていない利用者がおり、そのほかの利用者も元気であるが微熱があるなど気が抜けない忙しい1週間であった。

　当然ながら、感染症に罹った利用者は安静が必要なのだが、認知症の人はベッドに連れて行き安静を促しても、気が付くとフロアーに出てきている。別の利用者も高熱が出ても、何でもないよと言われ、平然としてフロアーの長いすに腰掛けており、何度も説得して部屋に誘導しても、すぐに出てきて腰を掛けている。

　看護師、介護職員は普段の業務に加え、感染症にかかった利用者の対応に忙しく野戦病院のようであった。医師である私は、通常の業務の他に利用者のところに行き肺雑音の変化を確認、検査のオーダー、家族に経過を説明するために電話、折り返しの電話の対応など行った。

食事や水分がとれているかどうかは大事なことである。脱水となり点滴が必要となると厄介だ。認知症の利用者は点滴の針を抜くこともあり、危険であるので、点滴するときは対応可能かも考慮しなければならない。以前は病院勤務の気持ちが抜けておらず、この程度の肺炎などは治さなければと思っていたが、職員の負担を考えると、重症化の傾向となりこのままでは入院適応の可能性が高い時には、早めに病院受診依頼を行うようになった。家族の協力が必要なので、重症化の危険性がある場合は説明し、あらかじめ入院の可能性があることを伝えておくようにしている。こうなってきたのは、老健に勤めて3年ぐらいしてからであろうか。そのほうが入院しても、早く退院出来て施設に戻ってこられるようである。細菌やウイルスが棲みやすい体の状態にある、高齢者が集団で生活しているので仕方ないと思いながら対策を考えるが、実際はほとんど変わらない。

忙しかった日の夕方、現場の職員の顔には疲労が見え、何とかしなければと思った。

施設での感染症対策

施設で風邪やインフルエンザが流行り、やっと終息した。罹った利用者のうち何人かは、肺炎や心不全が悪化し入院を余儀なくされた。老健にとっては、災害に似て経営的にも打撃となる。大抵の場合、感染症対策会議を行ってもいつも同じことの繰り返しになり、形骸化となるようだ。そして毎年、感染と対策が繰り返されている。

老健という制約の中で行うことは限られる。先ず大事なことは「手洗い」、「換気」、「隔離」の三つであると思う。

手洗いは感染予防上効果的とするエビデンスがあり、利用者と接する職員は頻繁に行う必要があるが、実際は忙しく仕方なく省いてしまう。職員が媒介して利用者に感染する可能性は大きいと思う。対応が可能なように職員が充足しているかは施設の問題と思われる。

換気も効果的であると思う。1日何回か窓を開けて空気を入れ替える。大きなフロアーだと空気がよどむ。職員が窓を開けるのであるが、窓が多く、利用者のために開けにくくなっており、手間が掛かるので習慣化するには根気がいる。風邪の季節に窓を開けると、利用者から寒いと不平が出るので説得が必要である。以前、勤務した施設の経験で、風邪やインフルエンザが流行し悲惨な目にあった。これをきっかけに、「換気が大事だ」と施設内の換気の調査を専門家に依頼し、換気扇の修理など行った。職員が行ったことは、窓を開ける換気であった。職員全員が一致して1日3回ほど行っていた。その後、私が在職した2年間、流行期にインフルエンザや風邪が集団発症することはなかった。たまたまかもしれないが、効果はあると思っている。議論の中で加湿器を増やすことが上がった。しかし、実際に湿度を測定してみると、加湿器を使用しても変化を認めず焼け石に水であった。加湿器はインフルエンザ患者などのいる個々の部屋では使用したが、広いフロアーでは使用しなくなった。

隔離であるが、介護施設で個室のみのところでは感染症が集団発症することはないようだ。老健の大部屋ではベッドを移動し、隔離部屋を作るなどの対応が必要である。

三つのこと、これらが敏速に出来るのは施設の組織が施設長以下円滑に機能していることである。現場では医師、看護師、介護職員の連携がうまくいっていることが大切である。連携が良くないと、熱発し治療を開始した利用者が病状を知らない職員により車いすに乗せられ食席に連れてこられたりする。

感染防止は、当たり前のことが集団としてスムーズに出来るかどうかである。挙げてみた三つのことは、子供が風邪をひいたときなど昔から家庭では当たり前に行っていたことに気が付く。

経過表の熱型

老健は100人の利用者に対し、医師は1人以上と決められている。1人で約100人の利用者の体調を把握するには、熱型、食欲、尿、便の回数などが継時的に記載されたコンピューターで経過表が見られるオーダリングシステムが有効で、全ての利用者を診察室でチェックできる。特に熱型は治療上重要で、すぐその場で測れる体温はもっとも敏速な検査であることは言うまでもありません。高齢者の体温は全身の代謝が低下し、職員により車いすを押されてしか動くことが出来ないような高齢者は、成人と明らかに異なっています。

103歳の女性は、老化が主で治療の対象になる病気は認めなかった。老健に入所しているので毎日、体温の測定を行うが、毎日の体温を結んだ折れ線グラフはほとんど横一直線になっていた。このような一直線は、私が病院に勤務していた時には経験がなかった。この利用者はたとえ37℃以下でも、この直線が乱れたら要注意で、そしてその下に掲載されている食事の摂取量が何時もと比べて少ないなら、さっそく診察に行き、看護師に注意して観察してもらっていた。熱型が変動した利用者が、その後体調不良や発熱が出現したことを少なからず経験した。高齢者は生体の反応が鈍くなっており、しばしば肺炎などでも高熱とならないことがある。

老健で誤嚥による肺炎を診ることがある。しかし施設では胸部レントゲン写真を撮ることが出来ない。近いとは言えない関連病院に行くだけで、かなり衰弱する人もおられる。また検査も頻繁に出来ないので、検査結果が容易に想定できる状態や、たとえ胸部レントゲン写真など行っても治療方針が変更されることはないと思われる時は、ご家族の理解を得て行わない。

誤嚥性肺炎の利用者が平熱となり、いつ抗生剤や抗菌薬を止めるかは注意を要する。この時に熱型が役に立ち、平熱となっても熱型が不規則なうちは要注意である。元のような熱型となれば、まず心配はない。検査の値と合わせて治癒判定とした。

老健に勤務して、改めて熱型の重要性を感じた。必要な最小限の検査のみ行うことは、利用者にも苦痛を与えないことになる。

感染性胃腸炎

施設でノロウイルスによる感染性胃腸炎が流行した経験がある。このようなときには、何とも言えない陰鬱な気持ちとなる。

施設の建物は閉鎖的であるが、中は開放的で、入所者が楽しく過ごせるように、そして認知症予防や進行阻止の考えから、集団でリハビリを行ったり、カラオケ、手芸などを行ったりして利用者が交流することは良いことなのであるが、感染症が出現すると、これが裏目になり感染が拡大しやすいことになる。

高齢者の体はウイルスの絶好の棲みやすい場である。そんなこともあり、次々と流行ってしまうことがある。集団感染である。そうなると管理医師は大忙しである。もう治まってもいいなと思っていると、2日後に再び1人2人の感染者が出現する。経過を家族にお知らせするが、家族は施設内でうつされたと思われるのは当然で、感謝の気持ちを感じることは少ない。

看護師、介護職員も大変である。特に汚染されたオムツや衣類の処理や床や壁の消毒などで、１日の業務も通常の２倍３倍になる。認知症の利用者は安静が保たれず、フロアーを徘徊し嘔吐した。下痢をしてオムツを外して部屋に放置していた。そのような状況で最大限の注意を払っても、看護師が感染してしまったこともあった。

治療も健常人であれば、抗生剤などの投与は行わず、脱水にならないようにあまり冷えていないスポーツドリンクなどの水分をチビチビと飲むことを勧めるが、老健の入所者はそのようにいかない。体力の弱った状態でまた別の感染を起こすことがある。また、嘔吐したときに誤嚥し肺炎を起こすこともあり、抗菌薬の投与を行うことが多い。すぐに脱水状態となるので点滴を行う。

認知症の利用者によっては、血管が細くて苦労して入れた点滴を抜いてしまう。ある認知症の人は、「どうして抜くの」と聞くと、気持ちがいいと言われる。「でも、また針を刺さなければなりませんよ」と言うと、刺されるのも気持ちがいいと言われた。

隔離のためにベッドの移動のやりくりや、入所制限をしたこともあった。集団発症した時には、これでもし利用者が１人でも亡くなったらテレビに出てしまうのかなとフッと思う時もあった。

老健では包括化である。つまり治療すればするほど老健が負担することになり、経営上の打撃は大きい。大変な思いをして収益とならず、ご家族には感謝されないなら、こんな馬鹿げたことはないと思ったりした。設備投資などを含めた感染対策が、いかに経営上も大切か、意識の向上が必要である。

高齢者医療……胃瘻（いろう）の適応

胃瘻の適応は、ケース・バイ・ケースであると思う。特に自分では意思を伝えることが出来ない利用者の家族は、よく考え判断することが必要である。

93歳の女性で3年前に脳梗塞が再発し、意識のない状態（植物人間）となり、家族の希望で胃瘻が造設され経管栄養で過ごすことになった。退院後、家族の介護休養（レスパイト）の目的で時々、老健を利用されていた。入所中、明け方に嘔吐しその後、38℃の発熱を認め誤嚥性肺炎の診断で治療を開始した。肺炎は重症化し、経過中に入院の有無を含めて何回か家族にお会いし、経過の報告を行った。

60代後半の娘さんは、こちらの説明をよく理解されていた。ようやく改善の兆候が見え始めた頃、診察室で娘さんとお会いし経過の報告をしていた時、話の途中で

「いろいろとあり胃瘻を造ってしまったのですが、長い間、可哀そうな思いをさせてしまいました」と、娘さんがしみじみと言われた。その利用者はその後、肺炎は改善し退所された。

食事が摂れなくなった利用者へ
～老人保健施設介護職員の想いと行動～

８月初めの猛暑の日、93歳の女性が長期入院後に病院からそのまま老健に入所された。長男夫妻も一緒に来られ、退院が嬉しそうであった。この利用者は平成23年の震災後から不安感が強くなり、家に閉じこもりがちになった。翌年、転倒が原因で右大腿骨頸部を骨折し手術したが、このころから認知症が進み、意思の疎通が困難な状態であった。食事は介助を要したが、食欲は旺盛であった。

ところがある日、昼食中に一回嘔吐し、37度５分の微熱を認めた。微熱は続き、食欲は低下し食事量は少なくなった。検査では軽度の炎症反応を認め、抗菌薬の投与を開始した。真夏の時期で食事量が少ない日は、脱水を懸念し点滴で補液を行っていた。食欲も回復傾向となり、検査上も異常はなくなり、５日間服用した抗菌薬は中止した。

しかし、その頃から全く食べなくなってしまった。口を開けず、食物を口に含ませても飲み込まなくなってしまった。そのうち食欲は出るであろうと思っていたが、いっこうに食べる気配はない。息子夫妻に好きな食べ物を持ってきてもらったが、全く食べようとしない。スプーンで食事を口に持って行っても、無言で目をきょろきょろさせて口を開こうとしない。いろいろと試みたが1週間たってしまい、その間、点滴による補液は継続しなければならなかった。お茶をゼリーにしたり、テーブルの位置を変えたり、口の中をきれいにしたり、ベッドを移動したり、好きであった風呂に入れたり、職員が口のマッサージを試みたり、様々なことを行った。何も話さず静かに澄ましてきょろきょろして目が定まらないので、集中出来ないのではと、個室で介護職員が一対一で食べさせることを試みたが効果はなかった。

特にこれといった嚥下障害となるような原因はなく、以前飲んでいた薬の影響を考え、もしそうであれば今は服用していないので、やがて食べてくれるかなと思いながら、時は過ぎた。だんだん困惑し、ＩＶＨや胃瘻等の治療が私の頭に浮かぶようになった。

食事を全く食べなくなって10日間が過ぎた頃、他の利用者のいない時間帯に介護職員が根気よく食事介助を試みていたある日、電話で「先生、少し食べました」と看護師の明るい声で報告があった。この時は感激し嬉しくて、すぐに息子さんに電話をした。味噌汁をスプーンではなくて、そのままお椀に口をつけるようにしたら、ゴクンと飲んだのであった。

その頃、介護職員が下半身の清拭をして、オムツをはかせるときに「人のお尻を何する」としゃべったことを聞いて、これは戻るかもしれないと思った。その後、一進一退であったが、少しずつ食事摂取量が増し、点滴は18日間行い中止することが出来た。その後、食事は全量食べられ元気で相変わらずきょろきょろし、時々「お世話になります」等と突然言葉を発し、我々を感激させた。

この例から、どの方法が良いということは断定出来なかったが、二つのことが印象に残った。一つは食べさせることを諦め点滴のみで経過を見ていたら、食べることは叶わず、家族が望むなら胃瘻の造設などの治療を行っていたであろうということです。もう一つは、毎食ごとに1時間以上の時間を介護職員が対応してくれたことです。老健では看護師、介護職員の人数は限られており、通常は介護職員がこれだけの時間を1人の利用者にかけることは大変困難であり、職員のチームワークの良さを感じた。

稀な例であるが、このような例があることを知っておくことは大切だと思う。

便秘対応の重要性

以前勤務していた施設では、利用者の便秘の状態は毎日のように看護師から報告を受けていた。「○○さんは4日間排便がない」「昨日、様子を見たが排便がなく3日目」などである。下剤を服用しているが、効果なく便秘が続く利用者は少なからずいる。

認知症の高齢者のほとんどは排便困難である。便秘の報告と共に、「下りています」とか「下りていません」とベテランの看護師が伝えてくれる。どうしても必要な利用者は、肛門から指を入れて確かめる直腸診を行い、便が肛門近くまで下りているのか、いないかを教えてくれるのである。肛門近くまで下りていれば坐薬の使用や浣腸、どうしても困難な場合は摘便を行う、下りていないなら、もう少し強めの下剤で経過を見るなどの目安としているが、直腸診を利用者が嫌がることはない。おそらく看護師がベテランで素早く行い、苦痛が全くないのだと思う。また、認知症の人も過去に便秘の苦痛を味わったことを憶えていて協力的と思われる。

仕事とはいえ、看護師が嫌な顔一つせずに直腸診を行うことには頭が下がる。たぶん愛おしく思う気持ちがどこかにあり、これらのことが難なくできるのであると思う。我々が赤ちゃんをみるのと似ているのであろうか。

排便コントロールは高齢者にとっても重要なことで、特に認知症の高齢者は注意が必要である。介護職員は排便介助の時に、便の量や色などを観察してくれるが、利用者の中には観察前に直ぐに流してしまい、排便があったかどうか忘れてしまうことがある。排便回数など記録しているのであるが、便秘が疑われる時には腹部の診察をして便がたまっているか確認する。便がつまって麻痺性のイレウス（腸閉塞）になった例もあり、注意が必要である。

認知症の人が「ここは私の家なのに、みんな断りなしにいる。とんでもない人たちだ。先生何とかしてくれ」と大声で泣き叫んでいるので、記録を見ると3日ほど便が出ていないようだ。気になり浣腸を行ったところ大量の便が出て、トイレからスッキリした顔で出てきて、いつもの状態に戻り笑顔が見られた。認知症の高齢者の便秘は、小児と同じような気持ちで対応することも必要である。

高齢者の食事について　〜おいしく食べてもらうのが大事〜

入所時には、今まで診てもらっていた担当医の治療方針に則した食事療法を行う。経過をみていると、高齢者では考え方を変えた方がよいと思う時がある。年齢と共に食が細くなるのは、ごく自然である。代謝や運動量の低下により、体が必要とするカロリーは若い時より少なくて良いからである。

痩せている100歳の人に、高血圧があるといって塩分6グラムの減塩食が継続されていた。食事の摂取量を見ると、半分摂れているに過ぎない。話を聞きに行くと梅干し、漬物が大好きで、これがあればご飯は美味しく食べられると言われる。家族には、何よりも、「まず食欲が大切で、普通食を食べても全量食べられないので塩分が多すぎることはない」と説明した。幸いにも家族もそう思うと言ってくださり、早速、「食事を普通食にして、梅干しや海苔のつくだ煮など食べ過ぎないならいいですよ」と食事の変更を利用者に伝えると、軽い認知症の利用者は涙して先生ありがとうと言われた。

その後の食事量を見ていると、7割は食べられるようになり、廊下で車いすに乗っているときに話しかけたら、とっても美味しく食べられ、今まで食事が苦痛だったが今は待ち遠しいと言われた。毎日観察をしていた血圧も安定していた。高血圧などで塩分制限をするのは普通に食べられる人のための制限であり、成人の半分ぐらいの少量しか食べられない人への制限は考慮が必要である。

ケース・バイ・ケースだが、塩分制限よりも普通食でおいしく食べてカロリーを取った方がよいと思う利用者がいる。もともと食塩を使用した食事は美味しい。しかも高齢者の味覚は衰えているので、味気のない食事をするより、塩分は普通にして美味しいと思って食べる方が、どんなに心身に良いことかと思う。高齢の方は、腎不全でカリウム制限のために生野菜、果物を制限するなどの生命に直接影響を与えるもの以外は、食形態は考慮するが、味付けや種類は一般成人とは別の考え方も必要であると思う。

なんといっても、おいしく食べられることが大事だと思う。最近、美味しく食べると消化管からの吸収も良いということが証明されている。栄養、食事やその評価は高齢者の場合、成人における食事療法があてはまらないことがある。

高齢者の食事量
今までと同じように食べる必要がなくなったという考え

終末期を迎えようとしている利用者が、徐々に食が細くなっていった。看護師、管理栄養士や、ＳＴ（言語聴覚士）から高カロリーの補助食品を追加したいと相談され、話し合われ、行なうことになった。「補助食品を三分の一ほど飲まれた」と職員はうれしそうであった。食事を食べなくなったのは、今までと同じように食べる必要がなくなった、あるいは食事を体に取り込み栄養を利用できる力がなくなってきた、という考えも必要ではないかと思ったのです。

私はすっきりしない気持であった。回復可能な疾患で、栄養状態をよくすれば改善が期待されるなら意味があるが、終末期の人で老衰と言える状態である。全身の代謝も低下し、ほとんど動けなく以前のようなカロリーは必要なくなった状態で補助食品を加える意義があるのかということです。少しでも食べればよいと思い、食べてくれること、それが施設の職員や利用者の家族にとって喜ばしいことであることに私の考えを押し通すことに躊躇しました。

食べられない、食べないのではなくて、今までと同じように食べる必要がなくなったということではないかと思いました。

高齢者の栄養と食事の評価法「食する姿」

高齢者の栄養や食事の評価の見方は、成人と異なると思う。評価するには、疾患に起因する影響が主なのか、老化による影響が主なのか、この二つが交じり合っているのかを考慮する必要があると思います。基本的には老衰の傾向が強くなり、栄養状態が悪くなるのは終末期の当然の現象と捉えることです。高齢者の食事摂取量からすると、成人の食欲不振と同じように食べられないことなのですが、病気により食べられないのか、老化により多く食べる必要がなくなってきたのかの判断が必要と思います。

栄養状態の評価法には、アルブミンなどの検査値、体重、ＢＭＩ、評価のために客観性を持たせるための計算法など様々な方法があります。血液中で最も多い蛋白のアルブミンの値で栄養状態を評価することもありますが、アルブミンは疾患の影響を受けやすい、特にしばしば感染症に罹患する高齢者は炎症反応性のＣＲＰがアルブミンの産生に影響を及ぼすので、評価は慎重でありたいものです。

また、高齢者の低栄養でアルブミンが低下しないこともあります。アルブミンは、数値として得られるし、認知症の高齢者によっては採血検査の方が体重を測るより容易です。しかし前述しましたが、アルブミン値を頻回に測定することは利用者にメリットがあるか疑問です。また、高齢者の負担になる採血は出来るだけ避けたい思いがありますし、それが書類作成のためであってはならないと思います。

様々な事柄から、老化や老衰兆候を察知するのですが、実際には老化により食事摂取量が減り体重の減少をきたしたときに、何をみて「良しとする」のか難しいことです。私は老衰の兆候は、利用者の全体から受ける感じ、声をかけた時の反応、日常の顔の表情などを重要視し、そして介護職員、看護師からの情報や家族の意見などにより判断していますが、フィーリングで判断していることが多いと思います。

そして、老衰の兆候が見られた利用者の食事や、栄養状態がその人にとって「良しとする」かの判断は、食事の時に「食する姿」を見ることが大事だと思っています。量が少なくても、おいしそうに食べられていれば良しと思います。今のところの私なりの老健での食事の評価です。

診療情報提供書と経過観察　薬の副作用

その利用者の「診療情報提供書」に記載されている投薬の内容を見たときから、何とかしたいと思いました。認知症と腰痛の診断で、整形外科からは鎮痛薬と胃薬と抗うつ薬が食後3回、更に神経内科で6種類の精神安定剤、抗うつ薬などが投与されていた。

入所の日に初めてお会いしたとき、その利用者さんはか細い声で宜しくお願いしますと言われた。2日間ほど観察したが、いつも魂が抜けたようで、まったく生気が感じられない。自ら話すことはなく、歩き方もいつ転倒するか不安な状態でありました。血液検査は特に異常を認めず、いろいろと考え、思い切って2種類の薬のみ継続することにして、他の薬剤を中止することにしました。幸いにも家族の了承が得られました。

ところが、中止後2日目に胸の痛み、息切れ、嘔気、倦怠感を急に訴えたが、診察しても異常所見はなく心電図も特に異常を認めなかった。そこで、ベッドサイドで診察所見や心電図の結果を詳しく説明し、心配ないことを伝え、あれこれ話をしているうちに症状は治まりました。診療情報提供書を見ると、同じような症状が何回か出現したことが記載されており、多分、その度ごとに薬が追加されていったものと推測しました。また、多くの薬を中止したので、禁断症状のような状態とも思われ経過を見ることにしたが、このようなことが出来ることも老健の強みである。

老健では看護師と介護士がおり、介護士は看護師とは違う視点で日常の介護を行いながらしっかり観察して報告してくれる。経過観察において、彼らの記載してくれるちょっとしたことが大変参考になりました。具体的には夜間にオムツを取り換えてあげた時、初めて「ありがとう」と言われたとか、食事の介助をしているときに「美味しい」と言われたとかの記載であるが、それらの詳細な記載をみると徐々に改善していることを感じ取ることが出来た。これは医師の診察や看護師が定時に行っている血圧測定、体温などのバイタルチェックでは分からないことであり、医療においても介護士の重要性を改めて感じた。

この利用者さんは1か月後、生気を取り戻し自ら話すようになり笑顔が見られるようになった。

薬を少なくすること……良いことも多くある

80歳を超えているその利用者は、入所時から精神的に不安定で食事を食べたり食べなかったりで、夜間は頻繁にトイレに行くなどの症状があり、何か病気が潜んでいるのではと不安でありました。診察や血液検査でも特に異常がなく、もしかして薬の影響ではと思い、家族の了解を得てほとんどの薬を止めてみました。するとみるみる改善し食欲も出て見違えるほどになりました。

高齢者を診るようになりこのような例をいくつも経験しました。「ひょっとするとこれは医師の習性では？」と思いました。患者を何とか良くしようと薬を投与する。少し改善したかに見えたが、そのうち以前の状態となり別の薬を追加する。この時、今までの薬を止めて別の薬を投与することはなかなか出来にくいのは、今までの薬が効いている可能性を否定出来ないからです。老健の利用者は入所前の担当医が投与した薬を継続投与されるのであるが、投与した時期の詳細な状態が解らないので中止しにくい。薬を追加して幾分よくなったような感じであるが、いま一つ思わしくない状態でさらに違う薬を追加し、この利用者のように血圧や高脂血症の薬など合わせて20種類の薬を投与することになったのではと思った。

医療施設は所謂出来高払いであるので経営的には問題ありません。家族も本人もこんなに薬を処方してくれる熱心な先生に感謝している。薬好きの利用者に薬を中止することを納得させるにはエネルギーが必要です。老健では毎日のように介護、看護、リハビリの職員が利用者を観察してくれるので思い切って薬を中止することが可能です。老健は包括化なので薬を少なくすることは経営的にも良いことなのです。

睡眠薬の服用と睡眠

老人保健施設の利用者の訴えでよくあるのは、眠れないので薬がほしいというのがある。夜中に起きてその後、眠れないからとか、3時には目が覚めてしまうので朝までじっくり寝たい等と言われる。よく話を聞いて、「それだけ眠れば十分、横になっているだけで同じ効果がありますよ」、「周りで皆が寝ていると眠らなければと焦るのでしょう」と言うと、「そうなんですよ」など話される。結局、薬は出さないことがほとんどです。

夜勤の看護師や介護職員に確認すると、ほとんどの人は良く寝ている。入所時に眠剤を希望した利用者を観察していると、眠剤なしで過ごされている。利用者にとって施設の1日は規則正しく高齢者にとって結構忙しいので、程よい疲労が良い睡眠をもたらしていると思われる。

睡眠薬の副作用も恐い。高齢者は代謝が著しく低下している人がいるので、薬が代謝されずに残ってしまうこともある。いろいろの薬も飲んでいるので、それらの薬の影響も無視できない。薬によっては眠剤の代謝を妨げることもあり、体内に眠剤が残る原因となる。

老健に勤務し、眠剤の副作用により転倒の危険性が増すことを実感した。魂の抜けたような顔でいつもドロッとしていた人が、眠剤を中止して見違えるようにシッカリされた利用者もいる。老健で高齢者を見ていると、規則正しい生活が睡眠に大切なことが分かる。

高齢者には出来るだけ薬剤を投与しない考え

高血圧症で長期に治療しており、下肢に老化によるものと考えられている浮腫を認める高齢者が、入所3日ぐらい後、施設に慣れてきたのでいろいろ訴えるようになられた。時々両足が痛くなり、我慢出来ないと言われる。診るとその日は、両足がパンパンに浮腫んでいる。既に浮腫みに対し、2種類の利尿剤が投与されていた。病院からの診療情報提供書に書かれている検査結果を見ると、むくむような疾患があるとは思われない。薬の副作用が考えられることより、2種類の降圧薬を中止した。中止後は連日、1日に数回看護師に血圧測定をお願いした。薬剤を中止して2日後、浮腫は明らかに軽減しているので、利尿剤も中止してみた。経過をみていると血圧も安定している。1週間後、浮腫はすっかり消失した。その後、車いす生活のその利用者は、足の痛みを訴えることなく、食欲も出て、リハビリやレクレーションにも積極的に参加されるようになった。

以前にもこのブログで述べましたが、過剰な医療の弊害が云われているが、確かに高齢者の場合、いかに余計な医療を行わないか、特に薬剤をいかに使わないかという考えも必要であると思われます。最近ある学会により、高齢者への使用に当たり、医師が注意すべき薬約50種類が発表された。薬の効果よりデメリットが大きい、つまり健康への害が大きい薬剤なのに漫然と処方され続けられる。副作用に伴う症状を抑えるために、さらに薬が投与される悪循環も認められる。

高齢者の医療は、病態や予後を見据えた可能な限り薬を投与しない考えが必要と思われます。そういえば、医学部では行うあるいは行うべき医療は学んだが、行わない、行わない方がいい医療について学ぶことはなかったと思う。私が学生の時代と比較し、今は長生きするようになった。健常者とは異なる病態という考えより、高齢者には一般的な医療の見直しも必要と思う。

薬思い

老健では、介護報酬の中に一般的な薬などの医療処置が包括化されている。そのために、入所中に提供しなければならない日常管理的な医療は、施設が負担することになります。高血圧、高脂血症の人が施設に入所してくると、ほとんどの利用者は今までと同じように治療します。また、そのように本人や家族が望むことが多い。

ある利用者の1種類の薬剤をジェネリックに変更しました。成分は同じなので家族には伝えなかったところ、ご主人から薬が違っているとすぐに問い合わせがあり、これには驚かされ反省させられました。奥さんに会いによく施設に来られていたご主人が、10種類以上ある薬剤をチェックしていたのです。老健では持参された薬剤がなくなると、薬価の安いジェネリックに変えて継続投与することがほとんどです。

高額な薬、例えば認知症の薬は比較的高価です。認知症の薬を頼りにしている家族を見ると、経過から薬の効果はないので老健の経営を考えると中止したいと思ってもなかなか難しいものがあります。高価な薬を継続するために、退所して翌日病院で薬をもらって、その足で再び入所するケースもあります。しかし、たとえ一日でも家族によっては、一人住まいの高齢な奥さんも病気がちで一時退所が不可能な場合があるなど、このような時も薬について苦慮することがあります。

薬は病院の医師が処方した薬ですが、施設に入ると利用者を診るのは管理医師です。管理医師から見て家族が継続投与を望む処方内容は、必ずしも納得いくものとは限りません。病院の医師は、紹介先が病院やクリニックであれば検査結果や治療内容に関して詳しく知らせるのですが、老人保健施設には簡単な情報提供書のことがほとんどです。病気がどうなっているかを確かめたいと思っても、再検査することは老健では経営的に負担となり不可能なこともあります。

病院やクリニックなどの連携（病診連携、病病連携）、いわば健康保険領域の連携は行われていますが、病院やクリニックと老健の連携、いわば健康保険領域と介護保険領域の連携も重要であると思います。ご家族の希望でクリニックなど受診時に紹介状を書いても、返事を頂けないことがあるのが現状です。今後の老健を考えると、老健と医療機関との連携はますます必要となると思われ、紹介状などを書くときは配慮したいと思っています。

褥瘡委員会

褥瘡は俗にいう床ずれである。老化の進行に伴い寝たきりとなり、栄養や身体の活動性などが低下してくるとなりやすくなる。ブレーデンスケールでは、点数化して褥瘡のリスクを予測し予防しており、注意するための良い目安である。

老健では褥瘡が発生しないよう適切な介護を行うとともに、その発生を予防するための体制を整備することが義務付けられている。チームが設置され、診療計画がつくられていることが必要である。老健では利用者の約４％の頻度で褥瘡の人がいるとされている。

私も以前勤務していた施設では、月１回行われる褥瘡委員会に出席していた。チームメンバーは看護師、介護職員、理学療法士などで皆、意欲的で楽しい会であった。私がいた施設は素晴らしいことに、褥瘡の人がいないことがほとんどであった。入所時に褥瘡があった利用者も、入所後良くなっていた。入所前に行われる判定会議で褥瘡の人がいると、ここに来ればよくなるなどの介護や看護の人からの発言があると嬉しくなった。

95名前後の利用者がおり、そのうちブレーデンスケールで褥瘡になりやすい点数の人は39名いたのに、その人たちに褥瘡を認めないので、私は素晴らしいと思い、「褥瘡が出来ない秘訣が何かあるのですか？」と聞いた。いろいろ話してくれ、なるほどと思ったことがあった。介護職員が主に入浴の介助をするが、その時にチェックしているというのである。裸になっている状態で見ると、褥瘡になりそうな箇所を見出すことがあると言われる。週2回ほど介護職員が介助して入浴するのであるが、利用者の人は慣れているので恥ずかしがる人はいない。しかも、入浴を楽しみにしている人がほとんどである。私は長期間、病院で働いていたのであるが、病院では回診で発見することや、たまたま看護師が見つけて診に行くことが多かった。

考えてみると、お母さんは赤ちゃんを入浴させるときに、丁寧に石鹸を付けて洗う過程で全身の皮膚の状態を自然にチェックしていると思うが、それと同じであるなと納得したのである。

介護士と転倒

老健の利用者は高齢で、転倒のリスクが高い。介護職員がどんなに気を配っても、仕方がない利用者の転倒がある。介護職員は転倒が発生すると様々な反応にさらされる。時には理不尽な目にあうこともあると聞く。施設によっては、転倒があると介護職員が責めを一方的に受けることもあるようだ。

極端ではあるが、利用者は転ばないもの、あるいは施設において転ぶことは不祥事と考えると、利用者が転んだ時に介護職員（当事者）は問われ、ただ単に謝罪で終わってしまう。周囲もこれ以上、問うことは当事者に対するイジメになると思ってしまう。

当事者だけが問われれば誰でもその役目を回避し、出来るだけ当事者にならないように考え、発展的な考えや気持ちにならず消極的な介護になってしまう。その状態でいくら話し合いを行なっても、そこには不毛な話し合いしか持たれない。

しかし、人は転ぶものであるという考えからすると、日常の業務でどうしたら転ばないようにするかを考え、転んだときにどうしたら転ばないように出来たのか対策を考える余地が生まれる。転ぶ可能性のある人の介護を行い、たまたま当事者になってしまったのであり、誰でも当事者となる可能性があるという考えから話し合いが行われるならば、全員で対策を考え発展的になり、対策のアイデアも生まれる可能性がある。

家族への日頃の対応も、この観点から考えることが必要と思われる。基本的には家族と共に専門職として介護している考えのもと、何かアクシデントが起きても家族と共有できる連携を確立しておくことが大切であり、このことは施設全体で日頃取り組んでいかなければならないと思う。

人は問題を起こすということから発し、問題が起こっても、起こってしまったことを共有出来れば、たとえ小さな問題でも全体でその背後にある大きな問題点を改善しようとすることになると思う。利用者や家族に対しては、専門職としての冷静な物の考え方をすることが必要と思う。もちろん、転倒など利用者にとって不利なことが起こった時には、利用者を預かっている立場として、まず誠意をもって謝罪しなければならないが、まともな家族が望んでいるのは、そのことではなく起こってしまった後の適切な対応と、今後同じことが起こらないように対策を考える姿勢であると思う。

家族の理解や信頼は、日頃の利用者への接し方や家族への対応から生まれる。家族に我々と共に利用者を見守る共通の認識が育っていれば、たとえ転倒が起きても、我々を責めたりせずに、転倒してしまうような利用者を介護していることに家族は感謝し、場合によっては共に対策を考えることになると思いたい。

いずれにしても家族の理解が必要であるが、我々が家族との対応において源と考えられることは一体感であり、当事者である職員一人一人いつも背後にみんなの支えがあるということであり、常にこれが感じられれば、安心して業務にいそしむことが出来る。また、無理を言う家族や無関心な家族などに対し、毅然たる態度をとることが出来ることも安全管理につながります。事故が起こった時に当事者が心がける大事なことは、「かくさない」「逃げない」「うそをつかない」ことであろう。

利用者の暴力について考える

利用者は脳梗塞後遺症の男性で、60歳になったばかりで、老健では若い利用者でした。時々「馬鹿野郎」と怒鳴ったり、ほかの利用者に暴言を吐いたりしていました。以前、入所していた老健でも、同様に暴言を吐くことや手を出すことがあり退所となった経緯がありました。不全片麻痺があり、車いすをやっと使用することが出来る状態で、家族は引き取ることを希望せず、施設を頼って数か所の老健を経験していました。被害にあった介護職員は利用者に優しく対応し、まじめに仕事をする若者でした。彼は利用者の暴力を受けて、かなり落ち込んでいると他の介護職員から伝え聞きました。

このことがあり、いろいろな状況をみると管理職は介護職員に対し、利用者を思いやり、寄り添うことを常に教育しているように思われます。これには異論を唱える余地はないのですが、この異論を唱える余地のないことが介護職員に無理な労働を強い、精神的に追い込むことがあるのではと思うことがあります。そしてそのようなことが「介護職員の離職が多いことに無関係ではないのでは？」と、心配になりました。

老健はやり方によっては、暴力行為を行うような利用者の入所をお断りすることや退所させることが出来ますが、どのようにすれば暴力的な利用者をコントロール出来るかを検討し、病態的に理解していくことが必要と思います。このような理解により、介護に携わる者が感情的にならずに、利用者に対応することが出来る可能性が生まれるのではと思います。それには施設全体で、精神科受診の適応等を含めて事前に十分検討を行う必要があったと反省しました。

一方では、私が知っている何人かの介護職員は優しい良い若者ですが、さまざまな面で「無防備」な感じがしています。介護職員は専門職として色々な知識を得て、自助努力をしてほしい願いがあります。

クレーマー

強烈な、何とも言えない家族の対応に苦慮したことがあった。いわゆるクレーマーである。入所当初より頻繁に訪れて、看護師や介護職員に注文や文句を付けた。同じことを何人かの介護職員にいうので、わずかな対応の違いに対し更にクレームであった。「昼寝の時に布団の端が捲れていた」、「ティッシュの箱の位置が違っている」、などである。

私が関与したのは、「何処かにぶつけたのか小さい紫斑があったが大丈夫なのか」。急性上気道炎に罹患し抗菌薬を投与したところ、「余計な治療を行ったのでは」と面談、尿路感染症となり治療を行ったところ、「清潔にしてくれていないのでは」と介護職員を問い詰めるなどで、対応に多くの時間を費やすことになった。努めて冷静な気持ちを保ち、対応せざるを得なかった。この施設が合わないなら他の施設へ移られてもいいのですよ、と話したこともあった。何度か会議で議題に上がり話し合いが持たれた。そして以下のように私は考えるに至っている。

しばしばクレーマーは、特異な家族として処理され、悪夢のように忘れるようにして時間と共に風化してしまうことがある。しかし、考えてみるとクレーマーは制御がきかない異常な状態と思うが、潜在的に多くの家族が思っていることが際立って表出したものであるかもしれない。その意味で、クレーマーの訴えや行為を慎重に分析し、反省や是正の契機にする考えが大事ではないかと思う。様々な事柄は職員間で情報の共有に心掛け、しっかりした方針を立てることが必要と思われる。日頃、培ってきた職員の連携のもと、話し合いを持つことにより、利用者のために家族に対し冷静に対応することが出来ると共に、職員の向上につながると思っている。このとき大事なことは、リーダーのブレのない姿勢である。

利用者である母はおとなしく、介護職員に感謝の言葉をかけるような認知症の高齢者であった。その後、半年以上が過ぎ、この母を思う娘さんは転居することになり他の施設に移られたが、クレームはほとんど聞かれなくなり会議で検討するようなことはなくなっていた。

家族はいろいろ、そして思うこと

利用者の家族は様々である。

まったく面会に現れない家族がおられる。利用者が急性上気道炎に罹り肺炎になる可能性もあり、電話して病状を詳細に説明するが、「そうですか。よろしくお願いします」と言われる。しかし施設に来られることはない。状態が悪くて入院の適応となり、病院に受診をしなければならなくなったときにはしぶしぶ来られたり、来られないで代わりに施設の職員が付き添ったり業者に頼んだりすることになる。

施設を姥捨て山のようにしたくないという職員もおり、私も同調した。しかしその考えで仕事を行うと、家族の無関心な様子が職員に好ましくない影響を与えるのではないかと懸念するようになった。

このような家族に接すると、表現は悪いが、ある種の姥捨て山でよいのではと思ってしまう。そうであるなら、姥捨て山に美しい花を咲かせ、やさしい清々しい風が感じられるようにして、ほのぼのとした雰囲気で利用者を安楽に過ごさせてあげたいと思う。

家族が頻繁に施設に来てくれることは良いことである。しかし、今まで接した家族の中には、介護職員や看護師が行っていることにいろいろと注文を付ける家族がおられた。「もう少し食べさせたい」と自らスプーンで無理に食べさせて、誤嚥性肺炎を発症したこともある。順番にトイレに誘導するときも、自分の親を早くしてくれと介護職員に要求する。若い介護職員は家族の対応に苦慮していた。いろいろと利用者の嗜好品を持ってきて、夕食の時はこれを昼食の時はこれを食べさせてくれと言われる。保険適用になっていない薬を持って来て投与してくれと強く要求し、さらにどこかの本に書かれていた副作用の知識を極端に信じてしまい、せっかくコントロール出来た喘息の薬を中止してほしい等と言われ、説得に苦慮し多くの時間を必要とした家族もおられた。

老健について介護サービスという言葉が使われることがあるが、誤解しているように思う時がある。サービスを広辞苑で引くと、奉仕、給仕、接待などの文字が並ぶ。4番目に物理的生産過程以外で機能する「労働」「用役」「用務」と記載されており、納得出来た。前述したようなことは、サービスを提供する側と受ける側、両者間の基本的なマナーの問題ではないかと思う。

いろいろな家族に接すると、老健の意義を明確にわかりやすくし、そのもとに施設の方針も明確にして家族としての義務や具体的な取り組みをわかりやすくすることは、老健の制度を継続するためには必要なことでないかと思う。老健のさまざまなことを明確にすることは、介護分野で働く職員がやりがいを見出すことに繋がり、職員不足の解消につながるものと思う。

利用者の家族との連携

家族と管理医師が深く関わる時は、利用者が転倒し怪我をしたり、誤嚥性の肺炎になったり、風邪症状が出現した時などである。つまり安定した状態であった利用者が、新たな病気に罹った時やもともとの病気が悪くなった時等で、管理医師が頻繁に診なければならない患者になった時である。

高齢者はチョットしたことにより、生命にかかわる危険な状態に陥ることがあり予断を許さない。このような時には、早期に適切な処置をすることが大切なのは言うまでもないが、同時に出来るだけ早く家族に電話等で経過を報告する。

この時、「家族と共に利用者を見ている」という気持ちが大事であると思っている。特に電話は誤解を生みやすいので、言葉に十分な注意が必要である。わかりやすくありのまま話すことが良いと思っている。

利用者が転倒し骨折することもある。そんな時、丁重にお詫びを言っても家族は何とも言えない気持ちとなるだけである。我々職員も、単にお詫びするのが良いことなのかを十分考えることが必要である。お詫びをすることにより、家族との連携が作りにくくなることもあり、これは特に利用者に密接にかかわる介護職員に考えてほしい。

望ましいのは、家族と起こってしまったことを残念に思い、大事なことはこれからどうしようかということであり、責任がどこにあるのかではない。高齢者は転倒しやすいので、どんなに注意をしても転倒してしまうことがある。その時に家族と連携して、いかにしてその後の対応を行うかであり、家族との日頃のかかわりが大切である。老健に入所すれば転倒しないと思っている家族もいるが、そんなことはなく転倒のリスクは家にいる時と同じである。

高齢者は風邪や誤嚥などにより肺炎になりやすい。予防の甲斐なく肺炎を発症した時、家族に報告する時にも、丁寧にわかりやすく説明して家族に良く理解していただき、お互いの連携を構築することが大切である。忙しい家族であれば、こちらから電話をしてその後の経過をお伝えする。悪化傾向にある時は、入院も視野に入れて報告する。そうすれば入院せざるを得ない時に、家族も心構えが出来ておりスムーズにことが運ぶ。治療により改善した時は、家族と共に喜べるようにしたい。「いつでも心配でしたら電話をして結構ですよ」と高齢の奥さんや時間の余裕のない働き盛りのお子さんにお伝えするが、だからといって頻繁に電話を掛けてこられる家族はいない。きっと連携していることが確認出来て、安心されるのかもしれないと勝手に思っている。

高齢者には災いが身近に存在している。災い転じて福となす、という考えでいたいと思う。

第4章

認知症

この章は認知症に関連の深いものをまとめました

認知症を介護している家族に話していること

認知症に罹った高齢者の世話をしている家族は大変です。家族から相談を受けると苦労と一言でいえるものではなく、凄まじい、悲しい、切ない気持ちになることがあります。

私は家族から相談を受けた時、必ず伝えることがあります。そしてこれを伝えると、家族は少しホッとされるようです。

「このようなことはご主人が行っているのではなく、病気がそうさせているのです」とお話する。夫が言っていると思うと奥さんは腹が立ったり、悩んだり、悲観する。しかし、病気がそうさせていると思うと、慈愛の念がわずかに湧いてくる。

その結果、家族の対応に変化を認め、認知症の人にとっても良い効果が得られた例を経験している。精神科への受診を拒んでいた家族が、治療を受けさせる気持ちになったこともある。病気がそうさせていると思うことは、客観的な考えに繋がり、家族のみならず医療や介護にかかわる職員にとって大事なことである。

記憶に残っている薬疹の利用者

90歳の男性が入所された。経過は、認知症に罹った妻の介護を行っていたが、自分も物忘れがひどくなり、上京し長女の家に同居となった。今年になり人物の誤認をすることが多くなり、ちぐはぐな会話が目立つようになり、近医から薬が投与されていた。

ある日、突然、高熱が出現し、救急車で運ばれ肺炎と診断され入院し、治療により肺炎は改善した。入院中にベッドから転落したり、点滴を自分で抜いてしまったり、更には徘徊を認め病院ではベッド上で体幹抑制（ベッド上で動かないようにする）されていたようであったが徐々に回復し、リハビリにより歩行練習まで行うようになり、リハビリ継続のために老健に入所された。

診療情報提供書を見て、私は困惑した。それは食物アレルギーがあり、納豆、サバ、鶏肉、豚肉、サラダ菜で発疹が出ると記載されており、食事をどうしようかと思ったのでした。看護師の記載では、他の食品に対してもアレルギーがあるのか、常に掻痒感があるようだ。退院時の薬は、抗不安薬が３種類、睡眠薬が２種類、統合失調症の薬が1種類、それに抗アレルギー剤が投与されていた。

入所時、家族に連れてこられた長身痩躯の老人は、診療情報提供書で得ていたイメージと異なり暗く、言葉も少なく何かにおびえているようであった。話している間も腕や手の甲を掻いており、診察を行うとほぼ全身に皮疹を認め、かきむしった痕が認められた。これでは睡眠も十分とることは難しいと思った。汚い発疹で一部は湿疹様であり、第一印象でもしかして薬疹ではと思い、翌日、信頼している皮膚科クリニックに受診したところ、やはり薬疹と診断され、保湿剤とステロイド軟膏を混合したものを全身に塗ることとステロイド薬の内服を指示された。そして可能なだけ、現在服用している薬剤を中止することも指示された。そこで思い切ってすべての薬剤を止め、同日、軟膏を全身にぬり、ステロイド薬の内服を開始した。

翌朝、真っ先にその利用者の部屋に行くと、昨日は久しぶりに十分眠れ、痒みもほとんど消失しているとのことであった。顔には生気がよみがえっているようであった。その後、食欲も出て、日に日に元気になり、活発に話しをされるようになった。1か月も経たないうちに見違えるようになり、在宅復帰出来る状態になった。娘さんの喜びは、こちらも共に喜びたくなるものであった。食事は何を食べても問題はなく、根底に薬疹があり食事により増悪していたためと思われた。

このような例を経験すると、改めて薬の恐ろしさを感じた。投与した薬の副作用であることに気がつかずに、その副作用に対してまた薬剤を投与することが行われたと思われた。この例は薬疹による掻痒感などが精神的にも大きな障害になっていたが、食物アレルギーと考えられ、しかも利用者は認知症のために様々な症状を訴えることが出来なかったのであろう。薬の効果を信じていた家族に十分説明し納得していただき、投与されていたすべての薬剤を中止して改善したのであるが、認知症の高齢者医療の難しさを感じた。

認知症の利用者と話をする

時間的に余裕があると、認知症の利用者と話をする。比較的意思の疎通が可能な認知症の利用者がおられる2階フロアーで、他の利用者と一緒にテレビを見ないで、少し離れたところにいつもポツンと車いすに乗った利用者がおられた。時間に余裕のある時、そばにある椅子を車いすの横に持って行き、座って足を組みリラックスして話しかけた。

過去の話をすると忘れており、かえって悲しみを与えることになると思い、そのような話はしないことにしている。二人で並んでいると介護職員、看護師、事務の人などが忙しそうに前を通過する。そのことを話題にすることが多い。

　看護師が通ると、

「看護師さんの○○さんは美容室に行ったようだね。きれいだね」

「本当だね」

「○○さんが付けている髪飾りはいい色ですね」

「本当に、わたしも好きな色だ。同じような色の髪飾りを持っているよ」

「誰かにもらったの？」

「娘にもらった」

「いい娘さんだね」

「娘は気が強くてお婿さんは大変だよ」

「○○さん（利用者本人）に似ている？」

「娘だから似ているよ」

「それじゃあ美人だね」

「ブスだよ」

「○○さんに似ているなら美人だと思うよ」

「よく言うよ」

「若いころはモテたでしょう。ご主人は見合いだったの？」

「そうだよ。見合いしたら２回も３回も来て私をほしいって言われた。仕方がないから結婚したよ。でも前に好きな人がいたの。井の頭公園で一緒にボートを漕いだ人がいたよ」

「その人とはどうなったの？」

「やがて一緒になるつもりでいたの、でも戦争で亡くなってしまったよ」

「でも今は立派なお子さんがいて、幸せになったからいいね」

「夫は若くして死んだから苦労して子供を育てた。一人で働いて育てて大変だった……」

など話しているうちに、

「先生は暇なの？」

「うん、少し時間があったから話したいと思って」

「それでここで油を売ってるんだ」

「大きな声で言わないで」

大笑い。

こんな会話をすることがあるが、過去のことやいろいろな事項を話題にするよりも、今、目で見えること、特に今、見えるいつもかかわってくれている人を最初に話題にするといろいろ会話は広がってくるように思われる。この利用者は時々興奮し険しい表情を見せ暴言を発するが、こうして話してあげると2～3日は落ち着いて過ごしていた。

今の時代は認知症の人にとってもあまりにも周囲が忙しく、目まぐるしいと感じる。認知症の人にも、認知症に関わる人にも、ゆったりした時間が必要であると思う。

認知症治療を介護職員と共に

私の専門は内科であるが、施設で認知症の周辺症状などに対し内科医として出来る範囲で治療を行うことがある。主に治療の指針を書いたマニュアル的な本を参考にしていたが、やっと内科医向きに書かれた認知症の本を精読した。

認知症の医学が進歩していることを実感したし、まだ解っておらず効果的な治療が確立されていないことなども知ることが出来た。そのなかで認知症の周辺症状と言われる症状が認知症の各疾患に特徴的に現われ、しかもそれら特徴を理解した日常の介護の対応により効果が得られることの記述がみられ大変興味深く思った。これらの特徴を医師のみならず、介護に取り組んでいる老健の職員や家族が理解し実践し効果的であるなら、介護のモチベーションを高めることにつながるのではと思われた。本の内容から二つのことについて少し紹介してみる。

意欲や活動性の低下は認知症の多くの患者に認められる。アパシーと呼ばれている。うとうとしていたりするので介護者の負担が少ないのであまり注目されないが、これにより筋力はますます衰え廃用症候群となり認知症の悪化や寝たきりになってしまう。治療では最も期待出来るのはデイサービス、デイケアの積極的な利用とされているということであり、このことを従事している介護職員、リハビリスタッフ、看護師、家族などに是非知ってもらいたいと思った。

認知症の疾患の一つである前頭側頭葉変性症は、初期には認知機能の低下は目立たず行動障害、精神症状が主体となるのがほとんどで非薬物療法を第一に行い介護者への疾患教育や疾患の特徴を利用したアプローチがあるとされている。この疾患の症状に常同行動、固執傾向がありそれを踏まえて本人の生活歴などを把握し趣味などを日課に組み入れることにより患者はそれに没頭する、同じ映画を何回も繰り返し見る、パズル、塗り絵などを日課として行うことによりその間は行動異常も減り、介護の負担も減るなどの利点が得られ、ルーティーン化療法と呼ばれている。また、転導性の亢進という症状もあり、新たな刺激に容易に注意が移るという症状で機嫌が悪い状態でも隣で歌を歌いだすとつられて歌い出し気分転換が出来て興奮の原因となった事柄から注意がそれて興奮が鎮まるということである。

このような事柄を知ると、認知症の治療や介護を行う上で介護者がこのようなことを知っているのと知らないのでは大きく異なると思われる。医師として認知症の治療の進歩に関心を持ち、知りえた知識を介護職員と共有し利用者の診療や介護に役立てたいと思った。

偶然にも本屋で見つけ大変参考となった本は、「内科医のための認知症診療はじめの一歩」（浦上克哉編　羊土社　２０１４発行）である。

第5章

看取り

この章は終末期医療・看取りについて
述べてあるものをまとめました

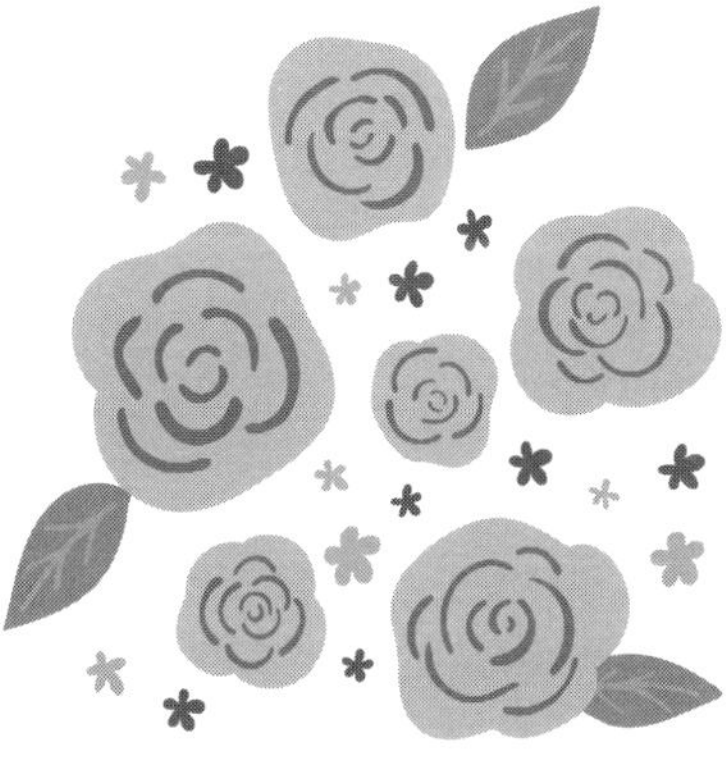

広義の終末期……看取り

看取ることの真の難しさはマニュアルにしにくいことであり、老健での看取りの確立には時間が必要であると思っている。

現在、看取りを積極的に行っている老健と行っていない老健がある。以前、利用者の終末期の看取りについて、看護科長との会話の中で「広義の終末期」という言葉を看護科長が言われた。私はなるほどと思った。考えてみれば、老健におられる利用者の大多数は広義の終末期にあると思う。これを前提にして介護、医療、リハビリ、食事を考えると色々なことの対応に変化を認めることがある。また、家族も自分の親、兄弟、伴侶である利用者が広義の終末期であることを前提にものを考えると、随分と考えや対応が変わってくるものと思われる。そこには寛容や愛おしさや惜しい気持ちが湧くこともある。

私は終末期という言葉は暗いイメージで好まないが、時にこの言葉は静かな明るさや道が開けるきっかけになることを感じている。

老人保健施設と看取り　その１

長期に入所していた84歳の女性の利用者さんが誤嚥性肺炎を繰り返し、急速に老化が進んだ。熱もないし診察や血液検査で特に異常はない状態で老衰と思われた。急変時には家族の希望で点滴や酸素吸入などの苦痛を伴わない治療は行ってもらいたいが、挿管や人工呼吸器の設置などの延命治療は望まれないとのことであった。

この結論を出すまでに３回ほど御主人と話をした。御主人も高齢である。わかっていただけたと思っていると、「ところで延命治療とはなんですか」とか、「そう言うことであったのですか」など言われると、まだ理解いただいていないなと感じ、数回にわたり経過報告と共に説明をすることになった。

長年連れ添った妻の終末期をどうするかは随分と迷われたことであろうと察する。そのうちに最期まで病院や自宅ではなく、老健で過ごすかを判断していただかなければならない時が来た。息子さんも一緒に面談すると、御主人と息子さんの気持ちが何となく異なっているようである。

何日か過ぎ、目に見えて老衰の兆候がわかる状態となった。息子さんは父親の妻を思う気持ちを理解したのであろうか。「親父の好きなようにしたらよい」などの言葉が聴かれるようになった。息子さんも最期までここでお世話になりたいと言われる。

介護保険制度では老健で看取ると介護報酬が加算される。ほとんどの家族は忙しい中での自宅の看取りは困難であろうと想像できるが、ほとんどの利用者は家族と苦楽を共にした我が家がいいのではと思う。

老人保健施設と看取り　その2

終末期のぎりぎりまで老健で看て、最終期には自宅で家族が看取ることが出来るとよいと私は思っている。実際、老衰の利用者でいよいよというときに自宅に帰り、ご家族全員が揃い一人一人声をかけると、頷きそしてその日の夕方に亡くなった例もあった。

最期まで老健でとなると困ったことがある。老健では医師は一人であり日勤で、夜間勤務の医師はいない。夜中に亡くなっても家族には医師が来るまで待ってもらうことになる。病院ではお亡くなりになる患者さんや家族のためにそれなりの設備が整っているが、ほとんどの老健では整っていないので同じ部屋の方が亡くなった時、同室の人の気持ちはどうなのであろうかと心配になる。霊安室がない施設も多い。

現在、日本では８割は病院で亡くなり１割が自宅で、老健は０・２割ほどといわれている。いずれにしても老健は今後、看取りの設備を整えなければならないと思う。家族には老健では病院と異なることを話して了解をとるが、このようなことを忌憚なく話せるためには、随分と時間とエネルギーを費やすことがある。

看護科長は家族が経済的に可能かどうかを判断し、「個室を勧めて静かに夫婦で過ごせるように配慮してくれた」、また「タイミングを見て入浴させてきれいな身体にしてくれた」の声。これは出来そうでなかなか勇気がいることで、よく利用者の状態を看ていなければ出来ないことである。

御主人が入浴しきれいになったことに気がつかれ、感激している姿を見て、我々も感激した。丁度、施設内で介護士が企画したイベントがあり、御主人をお呼びした。ストレッチャーで目を時々開いている奥さんと、傍に座ってみている御主人の周りには少し異なる仄々とした空気が流れているようであった。

様々なことは経過を熟知している看護科長が配慮してくれたことであり、彼女に対し感謝と敬愛の念を持った。彼女にとっても、看護師として病院では経験出来ない「やりがい」のあることであったと思う。入浴やイベントの参加は亡くなる1週間前であった。

全く食べられなくなり、点滴だけを行っている状態となり、いよいよだと思ったり、毎日、丁寧に介護してくれている若い介護士は人の死に居合わせた経験がないので、精神的に大きな負担にならなければよいがと思ったりする。

今朝も真っ先に終末期の利用者さんの部屋に行く。全く食べられなくなっており、誤嚥することもないので聴診器で聞いても肺の雑音はない。点滴はゆっくり落ちている。○○さんと大きな声で呼ぶと、かすかにアーと言ってくれた。診察しながら、おはようと話しかける。穏やかな顔である。苦痛なことを行わず、苦痛にならないようにすることを第一に考えたい。お孫さんの結婚式が3週間後にあり、それだけは避けるようにしてほしいと家族に懇願された。心情的にはそうしておあげしたいが、確約出来ないと答えたことがむなしく感じた。顔を見ながら、結婚式が終わるまでは頑張ろうと心の中で○○さんと共に願う気持ちになった。

看取りは医師の私でも多くのエネルギーを費やすが、老健でなければ得難いものがあると感じている。

死を念頭においた医療　～老健の終末期医療を考える～

病院にいた頃は患者さんを可能な限り改善に導こうと思っていた。若いころは特にその思いは強かったと思う。老衰の人に過度な治療を行ったこともあった。家族や先輩医師の意向で何時間も心臓マッサージを行ったこともあった。現在ほど高齢化社会になっていなかった頃であったが振り返るとなんとも言えない気持ちになる。私自身は年齢とともに、時代とともに変わってきたと思うが、特に老健に勤務してから臨床に対する考えが変化したと思う。

老健に勤務して、高齢者に対し生は当然であるが、死を念頭においた医療も老健の医師の大事な任務ではないかと思うようになった。もう少し具体的に言うと、「看取りを前提とした医療」があってもよいし、その必要性があると思っている。

老健は包括化なので、利用者の状態を考慮し、予後を見据えて医療の枠を小さくすることは経営的にみても何ら問題なく、その先の看取りは介護報酬を得ることが出来るようになっている。一方病院は、治療するところであり、積極的な治療により経営的にもメリットが生じる。しかし一律な医療は国全体を考えると医療費は国の財政を圧迫することになる。このことを見ても、老健の大事な役割として看取りがあると思う。

看取りを行うまで至っていない施設では、医師として長期間診ていた利用者が老衰の兆候が明らかになった時、ご家族とのふれあいも多くあったことより看取りまでとの思いが湧いているにもかかわらず、急変により病院に転送せざるを得ないことは、医師としても辛いものであるし、何より利用者及び家族にとって酷だと感じる。また受け入れてくれた病院の医師たちの心情を思うと、忸怩たるものがある。

看取りは、施設の方針及び職員の意識と共に、医師と利用者及び家族との信頼関係や心のふれあいによりなし得ると思う。

印象に残っている利用者　～老健での看取りを通して～

95歳の女性で気骨あるという表現が似合う人でした。時々、話をすると現在の日本を憂い「何とかしなければいけない」等と言われ、普段はあまりしゃべらないのに、調子がよいと長く話をされ、共感を覚えることが多くあった。食が細いので時々朝食の席にいって、どれぐらい食べられているか観察をしていたが、老衰の兆候が明らかになっていた。食事が終わると、食堂から3階の部屋に行くために車いすに乗ってエレベーター前で待っている。その間、その利用者は必ず近くにある熱帯魚の水槽をジッと見ている。時々、後ろにいる私に気がつくと「面白いですよね」と言われた。

その日も同じように熱帯魚を見ている姿を見た。いつもと変わりなく元気そうであった。昼も、車いすで食堂のテーブルに行く途中にこちらを見て笑っていらした。ところが午後3時頃、その利用者が苦しそうであると連絡を受け、3階に駆け上がった。苦しそうにゼロゼロ言っている。ゼロゼロしながら「大丈夫ですよ」と言われる。点滴で血管を確保して治療を開始し、しばらくして「先生、良くなりました、ありがとうございます」と言われる。しかし、まだ酸素吸入が必要な状態であった。出来るだけの処置を行ってから、家族に電話をして心不全が悪化した状態であることを伝えた。

家族は本人が尊厳死協会に入っており、以前から「延命治療は行わず何もしないでほしい」と希望していたので、そのようにしてほしいと言われ、もし入院するなら……「病院がよい」と言われた。家族の話を聞くと、最期の看取りは病院でと考えており、老健は全く考えていないようであった。今までお世話をしていたので、入院を希望されないなら、老健でも看取ることは可能であることを伝えた。やはり老健で看取りを行っていることを知らなかったようで、電話の向こうでホッとした様子でぜひお願いしたいと言われた。

その日、私は所用があり早めに施設から離れなければならなかった。離れる前に再度ベッドに行くと、酸素マスクをしながら呼吸は安らかになり笑っておられた。「2、3日は大丈夫かな」と思い、再度、家族に電話をすると用事があり直ぐに来られないと言われるので、何かあれば連絡するが用事が済んだ後でもよいと思うとお話した。家族もそちらに行っても何も出来ないし、かえって安静が保てないのでそうしますと言われた。あとから聞いたところではその夜8時頃、家族がそろってこられ、来られた家族にその利用者は「いろいろ用事があるのだろうからもう帰りなさい」と言われたと看護師から聞いた。

その後、急速に悪化し、家族が帰られて2時間後に静かに息を引きとられた。死亡確認は他の医師により行われた。

私は自宅で報告を受け、臨終に自分がいなかったことが悔やまれる思いがした。また、夜間勤務の3階の看護師は一人であり、おまけに他の階も夜間のみのパートの看護師であったので、大変であったろうなと思い陰鬱な気持となった。次の日は休日で2日後に出勤し、朝、パソコンを見るとその人の名前の箇所は空白となっており寂しさがこみ上げた。常勤の看護師に聞くと「当直の看護師は良くやってくれた」こと、そして「長生きされ寿命で、特に苦しまなかったのでよかったのではないですか」と言われた。

その日、息子さんの奥さんとお孫さんが来られた。おばあちゃんは「先生を信頼していました」等と言われた。私は生前に利用者と話した内容をお聞かせすると「そうそう、それがおばあちゃんね」といわれた。お孫さんは嬉しそうに聞いていた。家族が帰った後に今まで感じたことがない胸の中にスーと風が通り過ぎた感じがした。

老健における看取りについて現状から考えてみたこと

老健で看取りを行うと介護報酬が加算される。看取りの推進と受けとるが現状は病院で亡くなる人がほとんどで、老健などの介護施設での看取りは増えてはいるが依然として少ない状態です。老健本来の目的である利用者の在宅復帰がなされ在宅での支援を受けその後、施設への入退所を繰り返し老健と関わりながら終末期を迎えた時、信頼関係のもとに家族は老健での看取りを選択肢としてとらえることが理想だと思います。

こう考えると在宅復帰と看取りは関連していることがわかります。老健の経営上最も大事なベッド稼働率に負の影響を与えず、老健を有効に活用するには看取りの推進が考えられます。

高齢でなんらかの疾患に罹患している利用者が、様々な理由で在宅復帰出来ず終末期を迎えることは少なくありません。この時、すぐに入院とする施設もありますが、そうではなく本人や家族の希望を尊重し老健での看取りを選択肢の一つに加えることです。

定額で行われる老健での看取りは入院とは異なり、費用が嵩むことがないので家族は更なる経済的な負担を背負うことはありません。特に老健における介護は病院では得られないものがあり、何より慣れ親しんだ職員による看護や介護が受けられることは利用者や家族にとって安堵となると思います。

管理医師は利用者の状態の悪化時に回復の可能性があるなら入院を勧め、老衰などにより回復が望めない時には家族に丁寧に説明し病状を理解してもらい強要することなく老健での看取りの希望を聞くことになります。老健が看取りまで行う施設であることが明確なら、家族は利用者の意思を確かめておくことも可能と思われます。

老健の医師は日勤なので臨終に際し医師不在も有り得ますが、私の経験では臨終に際し医師や職員と家族との信頼関係により医師不在が障害となったことはありません。実際には終末期にこのようなことがあり得ることを事前にご家族に十分に理解していただいた利用者が午前２時に亡くなられ、私が朝出勤後に確認したこともあり法的にも問題はありません。

終末期に老健での看取りを希望した家族は、入院の不安から解放されます。医療は安楽な終末を前提とすることになり老健で行うことは十分可能です。病院と異なりやらねばならぬ医療から苦痛を伴わない、負担が少ないやらない医療に転換することになります。これは大きくみると国の医療費の削減になると考えられます。

看取りは設備が整っていること以上に医師や看護師、介護職員の熱意が必要だと感じています。施設が看取りを行うことに不安感を持つ職員もいると思いますが、熱意があれば経験により力量はついてきます。看取りにより老健での医療や介護、看護の従事者の専門性が高まり、それにより老健の存在意義は高まり施設の発展につながると考えています。

看取りと介護職員

終末期の利用者について検討する委員会があり、施設でお亡くなりになった利用者の看護、介護についても話し合う。この話し合いで二つのことを感じたことがあった。

一つは看護師と介護職員との間での違いであった。

委員会のチーフである看護科長は、亡くなった利用者に関し様々なことを行ったことにより、家族の満足感が得られたことなどを職員の共通のやりがいや喜びとして話され共感を覚えた。しかし、介護職員の一人に意見を求めると、「正直言うとなんだかわからなかった」という答えが返ってきた。彼の感想を聞いて違和感を持ったが、後から考えると正直な感想ではないかと思った。医師や看護師、特に看護科長は利用者の病気について理解しており、その上で利用者や家族とのコミュニケーションが取れている。しかし介護職員は介護に関係している病状は認識しているが、病気に関しては家族とのコミュニケーションをとることはないと思われる。終末期の状態では利用者と話は出来ないし、利用者が元気なときと比べて家族と話す機会は少なくなってくる。しかも勤務のスケジュールも継続していない。

介護職員はそれぞれの利用者に対応し介護してくれる専門職であるので、感想は当然のようにも思えた。医師や看護師は、終末期の利用者の経過を知っているので、連続した線としてとらえており、一方、介護職員は点として捉えており、専門性の視点や業務内容が医師や看護師とは異なるためと思われる。

私は何人かのベテランの介護職員を見て、職人という言葉を思い出すことがある。介護の大切な仕事に排泄の世話がある。認知症の人が失禁するようになると、家庭で世話することが困難となる。介護職員の中にはその世話を実に手際よく行い、まさに職人技である。認知症の利用者の介助で大変なことであっても、何事もなかったように他の利用者の世話に行く。私はステーションで仕事をしながら、何となく見ていて彼らの身のこなしに感嘆することがある。昼休みに休憩室でスマホを見ている彼らは、どこにでもいる若者のようでもある。これぞプロと思ったりする。彼らの素晴らしさにもっと光を当ててよいのではと思う。

話を元に戻そう。医師や看護師は長く勤務していれば、人の死に遭遇する機会は多くなり、好ましい言い方ではないが慣れているといえる。しかし、人の死に遭遇する機会の少ない介護職員は、慣れていないので利用者が亡くなると当然、驚いたり、緊張したり、辛い思いをすることもあると思う。私自身は、介護職員によっては利用者の死を悲しく思う純粋な気持ちを抑えられない状態を見て、自分が忘れ去っていたものが蘇るのを感じることもある。

これから、国の方針もあり、老健で看取ることが増えて、介護職員も人の死に立ち会うことが多くなるのであれば、そのための介護としての教育も必要と思われる。介護職員が仕事として、人の死に冷静に対応するには時間が必要と思う。終末期の介護は今後、介護職員の大事なテーマとなり、介護学としても確立する価値があるものと思われる。

そういえば、看取りを行うことになった利用者について個々で話すことはあっても、医師、看護、介護で共にミーティングを行わなかった。大事なことではと思う。もう一つは老健の経営上、看取りにより介護報酬が得られる。国は医療費の問題もあり、老健での看取りを推進しつつある。危惧として、老健は報酬のために看取りを行うことがあってはならないと感じている。老健で介護を提供しリハビリにより在宅復帰を目標にし、在宅復帰が出来れば短期入所やデイサービスを利用し、老健が家族と共に歩み、その上で終末期を迎え、利用者や家族の希望により老健で看取ることになり、その結果として老健が介護報酬を得るということになってほしい。これが逆になると、経営の為に看取りを行う方策を考えることになる。

介護職員の存在や介護とは何かを再度問われているように思う。

初めて死亡診断書に老衰と記載した時

90歳の女性の利用者は、その年の11月29日に高カロリーの飲み物を半分ほど飲まれたのが最後でその後、口を開かず食べることが出来なくなった。今日は12月9日であるから、10日以上の間、口から食事は入っていない。点滴は継続しているが、診察の度に顔や体がだんだん小さくなっていくように感じた。

朝、最初にその利用者さんの部屋に行くのであるが、「〇〇さん」と難聴があったので耳元に大声で話しかけると、ウーと唸るようにして2、3日前は反応していたのであったが、反応しなくなっている。点滴を持続して行っているのであるが、そろそろ点滴を行うことが困難になってきている。血管が脆くなり、名人の看護師が行っても漏れてしまうことが頻繁になっていた。

この利用者は脳梗塞となり、左上肢の軽度の麻痺が後遺症として残り、リハビリを継続し、家で生活していた。その2年後から物忘れがひどくなってきて、その後1年後に車いすとなり施設に入所した。嚥下機能は、低下し食事はキザミ食で水分はトロミが必要な状態であった。片栗粉を入れてトロミをつけることにより、喉を通過する速度が遅くなり誤嚥が防げる。発語は少なくなり活気がない状態となり、それからかなり状態が悪化したその頃、私はこの施設に勤務することになった。

何回も誤嚥性肺炎になり、発熱が収まって1、2週間後に再び発熱が出現することを繰り返した。だんだん誤嚥と発熱の関連がわかるようになり誤嚥の可能性があると、すぐに抗生剤を点滴で投与すると、その後発熱があっても1から2日で解熱し重症化を防ぐことが出来るようになり、誤嚥性肺炎は阻止出来たが、熱の度に階段を一段一段降りるように衰弱していった。この間に家族とは何回もお会いし、胃瘻などについても話したが希望されなかった。

衰弱し食事が取れなくなると発熱は出現しなくなった。その頃から点滴は継続しなければならなくなり、家族が望まれるなら栄養状態を改善するために適当な病院に入院することも可能であるとお話した。高齢の御主人は、面会の帰りに病状を聞きに何回も私のいる診察室に来られた。家族は迷っておられるようであった。全く食べられず、点滴も漏れるために栄養が十分ではないにもかかわらず、驚くほど状態は安定しておりこれが老衰なのだと再認識した。おそらく低いレベルで体のバランスが保たれているのであろう。

私は病院に勤務していた時は、多くの医師が行うように患者さんの容態に変化があると、すぐに検査を行いその結果に沿って治療を行っていた。治療により安定していると思っていた。それ故、何もしていないのに安定していることに不思議な感じを持った。ずいぶん長く検査は行っていない。家族はこのまま最後までここで面倒をみてほしいと言われ、１か月以上が過ぎお亡くなりになった。

私は今までに大学病院や一般病院に50年ほど勤務したが、医師になりこの時初めて死亡診断書に老衰と記載した。

第6章

老健運営 山あり谷あり

この章は老健の運営にまつわるテーマを集めました

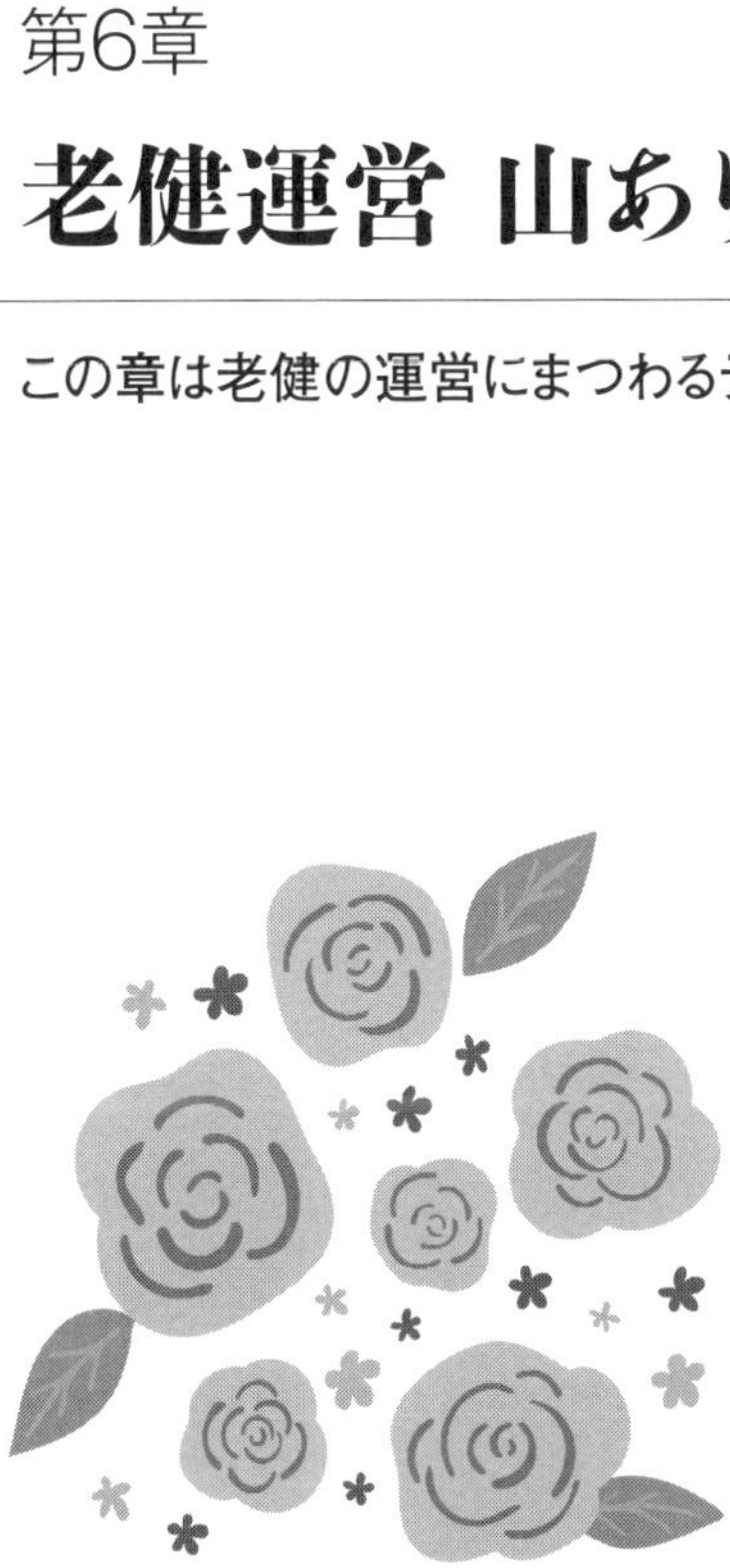

介護老人保健施設の費用……見えない負担には感謝の気持ち

老健は利用者1人に支給される利用額は介護度により決まっており、その中で医療にかかる費用も支払われます。そこで、医療に出来るだけお金をかけないことが老健の経営上大切になります。経営に影響を及ぼすほど検査や薬の投与が必要な状態は、老健の適応ではないということだと思います。高齢者は治療中の病気に加え、新たな病気に罹ることがあります。老健で治療するとき、薬はジェネリックを使い検査も必要最小限にしています。

病院勤務の長かった私は、老健に勤めた当初は戸惑ったのですが、だんだん慣れるにつれ老健での診療の面白さを感じるようになりました。大げさに言えば、検査を行わねばならない医療から解放された感じさえしています。超高齢者は採血も困難で苦痛を伴うこともあり、また画像診断のために医療施設に行くことも身体の負担となります。出来るだけ検査を行わない医療を管理医師として受け入れ、その上で職員とのチームワークは老健における医療面からも大切であると思います。老健においては、病院勤務時代の経験や診察の基本である聴診、触診、打診の大切さを改めて感じます。

老健では、利用者の状態が悪化し医療費や職員の負担が増し苦慮しても、家族の負担額は変わりません。そのことが、職員に対しての感謝の気持ちに乏しい所以にならないように願いたいものです。

老健の使命と経営……在宅復帰とベッド稼働率

老健におけるベッド稼働率、つまりベッドがどれぐらい利用されているかは、経営上大事なことです。いつもベッドが満床であれば、それに見合った介護報酬が得られるからです。もしこのことを第一に考えるなら、在宅復帰を目指すことなく、利用者や家族が希望する限り老健に留まってもらい、ベッドが空けば順番を待っている人をその日に直ぐに入所してもらえばよいことになります。しかし、それは老健の本来の任務とは異にすることです。

老健の目的として、在宅復帰を目指さなければならないとされています。国は老健を本来の状態にするために、在宅復帰加算を設けました。加算が得られることは在宅復帰を推進したメリットです。

しかし、老健の経営からはデメリットとする意見もあります。それは前述のごとく、在宅復帰を促進することはベッドに空きを作ることになり、必ずしもスムーズにベッドを埋めることが出来ないこともあり、経営上問題となります。ベッドの稼働率を主に運営するか、あるいは在宅復帰を主に運営するか、いまだに老健の経営者は迷っている状態と思われます。

一方、老健で働く職員は利用者の改善を目指して介護、看護やリハビリを行っており、老健の目的を明確にすることは職員のモチベーションを高めることになります。今後、いろいろなことの整備が進められ、老健の役割がもっとわかりやすい施設になることが期待されます。いずれにしても、老健の現状は中途半端な状態にあると言えます。

在宅復帰を目指す老健の職員としての心構えは、利用者が家族と共にいることの大切さを家族が理解し、ある期間、自分の肉親の世話をする勇気を持たせてあげることだと思います。老健の存在が、家族の絆を希薄にしてしまうことは避けたい思いがします。また、この考えは地域包括ケアシステム推進の根本の考えと思われ、高齢化社会における介護負担を家族と協力して行うことは、国の財政的負担の軽減、ひいては我々国民の負担の軽減に繋がると考えられます。

高齢化社会となり、いろいろのことがありますが、ここに至り、「家族とは何か」が我々は問われていると感じます。

老人保健施設の利用者への思い……お客様？

施設の利用者をお客様とする考えがある。老健も根底は商売であるということなのであろうか。商売では売り手と買い手がいる。通常、買い手と売り手は対極しており、連携することはほとんどない。このように考えてみると、老健は客商売とは異なる。老人保健施設は、利用者や家族の感謝の気持ちに励まされ、介護の領域は支えられている部分がある。ほとんどの場合、家族が望まれ利用者は入所されるのであるが、入所後も家族の協力が必要である。その意味では、小学校や幼稚園と同じように感じる。学校や幼稚園も経営が重要であるが、生徒をお客様とは言わない。これを以前勤務していた子育て中の看護科長に話したら、「私も同じように思い、イメージとして保育園を頭の中に描いていた」と言われた。確かにそうだなと共感した。

通所の利用者が老健で一日を過ごし帰られるときに、役職者の中に「ありがとうございました」と言う職員がいた。なんとも言えない気持ちになることがあった。

老人保健施設の「理念」とは？

どの老人保健施設も「理念」を掲げていると思います。理念の意味を調べるとプラトンなどの名前が出てきて、難しい説明がなされています。簡単に言えば、施設の根底にある根本的な考え方です。かつて勤務した病院も理念を掲げていました。思い出すと、若かった勤務医時代はその意義が良く分からず考えることはなかったと思います。その後、院長を経験して理念の大事さが分かってきました。院長がトップではなくて、「理念の元に皆が存在する」ということだと思ったのです。そこには院長としての役目や、職員を尊重し共に連携することの重要性を感じたことを覚えています。

施設によっては朝礼などで唱えるところもあるようです。それでよしとするのではなく、時には理念を思慮し、様々な事柄が理念のもとに進んでいるかどうか会議などで検討することの繰り返しにより、ようやく理念およびその重要性が分かり、施設の発展に寄与することになるのだと思います。また、理念は施設の状態により変更することがあってもよいはずだと思います。

老人保健施設入退所判定の大事な会議「判定会議」

老健では週1回、「判定会議」と称し、入所希望者が老健の適応であるか施設として対応可能かどうか検討され、入所が決められています。以前所属していた老健の場合ですが、会議前に入所依頼の窓口である相談室から担当医が作成した診療情報提供書が管理医師である私に届きます。医学的に老健の適応として問題がないか診療情報提供書をじっくり読み、頭の中で整理して会議に臨みます。

判定会議の開催は老健の制度上の義務になっています。医療上、老健の適応ではないと思われても、家族の事情などを考慮し入所を了承することもあります。週1回の会議まで待てない場合は、相談室の職員が医師や看護師、介護職員等の意見を聞き判断し対応します。その場合でも、後日必ず会議に提出し再確認します。

判定会議には施設長、理学療法士、介護職員、看護師、施設のケアマネージャー、相談室、栄養士、事務などが参加し、それぞれの立場から意見が述べられます。入所可能と判定されても、部屋や空きベッドの都合もあり、すぐに入所とならないこともあります。入所不可能ということになっても、「どうしたら入所できるようになるか」を担当医や家族に伝えることも行います。

判定会議は1週間の間に、老健に入所の申し込みがあった人について検討するのですが、入所となると入所者の状態を考えてどの部屋のベッドが良いか、入所時の食事介助はどうするかなども検討されます。部屋によっては夜中騒ぐ人、神経質な人など様々で、部屋の選択は介護科長や看護科長が苦慮するところです。

判定会議では、いろいろな情報が出され入所後の参考にされます。医師として、最も注意していることは、感染症の検査が行われており異常がないか確認することです。抵抗力が低下している高齢者の集団生活なので、医師として感染しやすい疾患の有無には十分注意しますが、最も注意するのは肺結核であり、3か月以内の胸部レントゲン写真の所見は重要です。梅毒、B型やC型肝炎ウイルスや、咽頭ぬぐい液のMRSAの細菌検査の結果も必要ですが、これらが陽性であっても入所出来ないことはなく、入所後の対応のために確認します。

判定会議は、在宅復帰という老健の任務を果たすためにも大切な会議です。また、利用者や家族を中心に、今後どうしたらよいかを模索するためにも重要な会議です。入所後、特に、看取りまで家族が希望されているかどうかも推察や考慮がなされます。入所後、出来れば2週間後、その後3か月ごとにしっかりとファミリーカンファレンス

（ファミカン）と言われる家族や利用者と現場職員との会議を行い、家族と利用者との結びつきを保つことにより、老健の使命である在宅復帰の可能性などを検討することになります。利用者から、気持ちの上で離れてしまっている家族を、利用者と共にあるべき状態に近づけるかは、大事なケアマネの仕事ですが、判定会議はそのスタートとなる会議です。

判定会議およびファミカンの充実と、検討された事柄を施設職員が共有することは、利用者や家族を中心にして治療や介護、看護、リハビリを考え行うことになり、時間をかけて利用者の在宅復帰への道が開かれる可能性および、その先にある看取りまで考えることになります。そして、それは職員のレベルやモチベーションを高めることにもなります。

老人保健施設の風通しを良くしたい、ＭＲさんとの交流を回顧して

病院時代と比較して、老健に勤務して大きな違いは何であろうかと考えてみた。頭に浮かんだ一つは、製薬会社のＭＲ（医薬情報担当者）さんであった。老健でＭ

Rに会ったことはない。病院時代にはMRに会わない日はなかったと思う。各社のMRと廊下で挨拶したり声をかけたり、面談の機会もあった。

医師になったばかりの頃は、研究会の案内、薬に関する資料や本の提供などをしてもらい勉強になった。研究するようになり、他の大学の研究者との連携、研究費のサポート、資料や試薬の提供などの協力を得た。管理職となり、学会の主催時などに随分支援をしていただいた。

大学病院時代は研究室に各社のMRが頻繁に訪れた。私は研究室のチーフとして、医師が忙しい時にMRが来られても無視することになり申し訳ない気持ちになった。研究室は夕方の抄読会などの後に、皆でコーヒー等を飲んで一休みして雑談を交わす時があった。私は各社のMRに忙しいと失礼してしまうので、夕方のこの時間にみんなが揃っているので来られるようにお願いした。その後、その時間に各社のMRが来られるようになった。

親しくなるにつれ、若い医師も、MRが優秀であり敬愛すべき方々であることを知り、MRから先生と呼ばれていた若い医師たちの良い刺激になったと思っている。この時間は各社のMR同士も親しくなる契機となり、感謝された思い出がある。

研究室に来られていたMRがやがて転勤となり、何十年か過ぎて管理職となって戻られ様々なサポートを行ってくれることになり、その度にうれしく思ったものだ。研究では、学会などで積極的に他大学の研究者と多くの交流を持ったが、臨床ではＭＲの存在が我々の視野を広げる大きな力となっていたと感じている。

老健に話を戻すが、看護や介護などの他の職種では施設間の交流が少しはあるようだ。しかし、私に関しては他の老健の医師がどのようにしているか、どのような考えを持っているか知る由もない。今までに二つの老人保健施設に勤務して振り返ってみると、他の施設の医師との交流を持ったことがないし、その機会もなかった。同じグループ内でいくつかの施設が存在しても、医師間の交流はなかった。

老健に勤務し、改めて医療機関におけるＭＲの存在価値を感じている。様々なＭＲとの交流を通して、学会などでは得られない、他の病院の状態やどのような医師がおり、医療状態や臨床研究など、特に意識することなく外部の様々な情報を知ることになり、良い刺激となり他の医療施設と切磋琢磨することになっていたのではと今になって思う。

医師にありがちな、プライド高き壁を作らないように風通しが良くなるようにしてくれていたように感じ、このようなことは患者のためになっていたのではと思い、今になってＭＲが医療に貢献していることを再認識する思いがする。老健に勤務し

MRのような存在がない状態で、老健の風通しを良くして管理医師の在り方に客観性のある評価を常に得ることが必要であり、このことは老健の発展のためには何とかしなければならない課題であると思っている。

＊MR：Medical Representative の略。

老健の方針と医師の診療……今後の老健を考える参考に

私は期せずして方針の異なる二つの老健に勤めた。二つの老健に勤務して、施設の方針が医師の診療に影響することを実感した。これはAとBの二つの施設を経験して気が付いたように思う。このような経験をした医師は少ないと思い、敢えて述べてみたい。

A、一つの施設は在宅強化型（簡単に言うと退所者の50％以上が自宅に帰れるようにすること）を目指し達成しており、看取りも行っていた。これらは共に介護報酬を得ることが出来る。

B、もう一つの施設は、在宅強化型を目指すことなく、高いベッド利用率を目指し原則として希望者はすべて受け入れ、看取りは行わない方針である。

Ａの施設では、利用者が入院すると在宅復帰率に数えられず、在宅復帰率が低下するので、出来るだけ入院がないほうが良い。利用者が、施設での治療可能な尿路感染症や肺炎などで重症化したとき、家族に十分説明し家族が治療を施設か、病院のどちらで行うかを選択していただいた。

私が接した家族のほとんどは、施設での治療を望まれ、重症な肺炎も出来る限りのことを行い改善に導こうと努力した。そして経過中に入院となった例もあったが、改善に至ったときは家族、看護師、介護職員と喜びを共有し一体感が得られた。多くの経験をするうちに、看護師や介護職員にも知識や経験、何よりも気構えが得られたと思う。治療中に家族との信頼関係が得られ、看取りを行った例も少なくない。

入院させまいと思う気持ちは、軽症の風邪等においても早期診断早期治療に心がけ、丁寧に経過観察することを心掛けることになり、この考えは職員にも浸透した。ケアマネや相談室、理学療養士も利用者の在宅復帰を目指し、現場では入院させまいとする気持ちで職員の在宅復帰率を維持する思いは一致していた。在宅復帰した利用者は、在宅支援を受け時期を見て再入所することにより特養に行くことなく、施設との関係は密接になった。

しかし、在宅復帰が不可能な長期入所者は、退所を余儀なくされ別の老健へ行かれた。いわゆる老健周りであるが、これらの利用者との別れは複雑な思いに駆られた。特に利用者を引き取りたくても引き取れない、家族の切なさを感じることがあり、辛い思いとなった。

Bの施設では、医師は利用者が重症化したときに施設での治療の選択肢はなく、入院を考える。入院を前提にするので、重症化の懸念があっても、医師は改善させようとする意欲に乏しくなりがちで、入院させることは施設の職員にも経営的にも負担にならないと考えるようになる。そこには家族と医師の信頼関係を重要視することなく、相談室などが家族と話し入院先などを事務的に決めて行う傾向となる。看取りも行わないので、老衰と思われても老健での看取りについて家族と話し合いを積極的に行うことはない。

仕方ないが、看護師も重症化した利用者を入院させることを望む傾向になる。在宅復帰は考慮しないので、入所希望者が老健の適応でなくてもベッド稼働率が重要と考えて受け入れ、ケアマネ、相談室も入所させるために対外的な営業に勤しむことになる。そのため、現場職員の思いとはズレが生じ、一体感は生まれにくい傾向となる。

施設は長期入所者が多く占める傾向となり、行き場のない利用者の救済と自負するものの、他の老健を退所して入所する利用者もおり、他の老健の在宅強化型の維持のために利用されているという感情や、在宅強化型による介護報酬加算が取れないことの思いは複雑である。また施設が、看取りを行うまで整っていない状態は、看取ってあげたいという医療従事者の気持ちとのギャップが生じることがある。

二つの施設を考えると、老人保健施設が担う、あるいは担わされている高齢化社会の現状がある。二つの施設は、様々な事情により今に至っており、また試行錯誤の状態であるが、両施設とも職員が利用者のために介護、看護、リハビリを精一杯行っている様を見ていると、どちらが良いということではない。

この文は批判のために記載したのではなく、老健について考える参考にしていただければ幸いです。

「災い転じて福となす」の考え

ガバナンスという言葉がある。ビジネスとしては一般的に使われていると思う。ネットで調べると、「統治」、「またはそのための体制や方法という意味である」とされていた。それを老健に当てはめてみると、必要なことであると思ったが、その反面、何となく、そぐわない感じもした。それは老健が国による事業であり、人間を対象としているからなのであろうか。決められた委員会などを設置し、充実させ、利用者のためにより良い施設を作ることが求められている。一つ一つを地道に行うことにより、組織が形成され機能するのだと思われる。良い組織はそこにいる人によると言われる。しかし、人の問題は思うようにはいかない。

老健に勤務し、組織やガバナンスの考えを取り入れることも必要と思うが、身近な問題の対応として「災い転じて福となす」の考えが大事なのではと思っている。

老健は日常様々な問題が発生する。「なんでこんなに」と思うぐらいである。施設にインフルエンザが流行した。災いである。医師により適切な治療が行われ、必要なら接触があった利用者に薬剤の予防投与を行う。そのうえで施設長は早急に役職者を集め、短時間の会議が行われる。そこでは何故感染したのか、拡大しないためにはどうしたらよいか、ご家族への対応、入所者への対応などが当然話し合われる。そして、落ち着いて適切に利用者に対することをお互い確認する。そして、決められたことは直ぐに現場に通知して徹底される。これらの一連の作業は、今後に生かす大事な作業であるし、職員の教育にもなる。感染は、老健の経営にも大きな影響を与える重大な出来事である。

インフルエンザの対策は、ほとんどの職員がすでに分かっている当たり前のことなのであるが、何より大事なことは、このような時に職員全体が一体感を持つことであり、それを持つことにより大変な状況であればあるほど一体感は強固なものになると思われる。このように何かあるたびに、一体感を持ち感じることが出来ることは職員間の融和にもつながり「福となす」ことになると思っている。インフルエンザの会議のようなことの積み重ねが、いつの間にか組織を形成していくのではと思う。

感覚的であるが、ビジネスでのガバナンスは上から下へ、老健はゆっくりであっても、下から上に組織が出来ることが望ましいのではと思っている。

この老人保健施設にはどんな医師がいるのだろうか?

病院では当然のことながら、ホームページで医師の紹介がある。ホームページによっては、略歴や専門医資格の取得などが記載されている。また院内にも掲示されている。

しかし、老健ではそのような紹介は見られない。理事長や施設長の挨拶がホームページに載っていても、どのような経歴の医師であるのか分からない。外部からは、どのような医師が施設の診療に携わっているか分からない。また内部でも、名前は知っているが、どのような医師なのか知る由もない。職員も知らないと思われる。管理医師と称され過去の経歴は必要ないからなのであろうか。

老健は病院との連携が必要である。管理医師が何らかの専門医であり、病院の医師がそれを知っていれば疾患によっては連携に有利になり、利用者にメリットになることがあると思われる。また家族も医師の経歴を知ることにより、病院やクリニックの医師には聞けない事柄も聞きたいと思うであろう。病院やクリニックと同じようオープンにすることは、医師という職種上、様々な意義をもたらすのではと思う。

介護老人福祉施設（特別養護老人ホームで特養と呼ばれています）と介護老人保健施設（老健）の違い

特養は、身体または精神上著しい障害があるために常に介護を必要とし、自分の家では介護を受けることが難しい要介護者が対象となります。介護度では原則として要介護3以上が入所出来ます。それに対し介護老人保健施設は、病状が安定しており入院治療する必要はないが自宅で生活することは難しいので、治療を継続しながらリハビリや看護、介護を必要とする要介護者が対象で、在宅復帰を目指す目的で入所します。

二つの施設の大きな違いを簡単に説明すると、特養は住むところということなのでしょうか、居室などのスペースは広く指定基準がなされています。老健は治療を継続して、現状より改善を目的とするところといえます。それぞれの施設にはケアマネージャー（介護支援専門員）がおり、計画（ケアプラン）を立てます。

目的の違いから理解できると思いますが、利用者１００人当たり特養は非常勤の医師１人で看護師３人、介護職員は31人ですが、老健は常勤の医師１人、看護職員９人、介護職員25人、理学療養士または作業療法士が適当数で運営されています。

老健でリハビリを行ったが、老化の進行が進んでしまい、これ以上改善が期待できない状態の時や、長期に入所しており家族が自宅に引き取ることが出来ない時に、特養の申請を勧めることがあります。特養は社会福祉法人や、地方治自体が運営する公的介護施設で、主に重症な要介護者が終の住処として暮らすところであると言われています。

医療上違いがあり、老健は介護保険で包括化ですが、特養の医療は健康保険が使えることです。どこに入所するか、病気の状態も考慮しなければならない時もあります。施設において、老健では常勤医師である管理医師の影響は大きく、特養では医師は非常勤であることより看護師の影響は大きく、医師や看護師の在り方は両施設において医療のみならず経営にも大きく影響します。

私の知る特養の管理職に携わる看護師さんから感じ取れるのですが、見方を変えると、特養の看護師は意欲があれば欧米に見られる看護師の采配や技量が発揮出来る感じがしています。

一般的な比較をしましたが、両施設とも個々の施設の在り方は幅広く異なると思います。二つの施設の在り方や連携は、今後さらに改善されるでしょうし、そうでなくてはならないと思います。

老健におけるインフォームドコンセント

医療行為においては説明と同意（インフォームドコンセント）を行う義務が、医療法で定められている。医師、歯科医師、薬剤師、看護師、その他の医療の担い手は、医療を提供するにあたり適切な説明を行い、医療を受ける者の理解を得るように努めなければならないと示されている。病院勤務時代は、これには十分気を使っていた。何か検査や治療を行うたびに説明し、場合により主に患者や家族にサインをしてもらった。

老健に勤務し、インフォームドコンセントがしっかりなされていないのではと危惧した。血液検査を行う時や薬を投与するときに、患者である利用者に説明することもなく、検査伝票を書いて看護師に伝えて行う。検査結果も利用者に伝えることはしない。検査が異常値を示し病院などの受診が必要になったときには、家族に伝えることになる。老健の利用者は高齢で認知症の人が多いことより、「説明しても理解が出来ないと思ってしまう」「家族も施設に任せていると思われている」のか、説明なしに血液検査を行ったことに対し疑問に思うことはなく、これが通常になっているようだ。

利用者の認知症の程度は様々で、こちらの言うことを理解出来る人もおられる。

「まだ微熱が出るので一度、検査をしてみましょう」

「なんの検査」

「少し血液を採るだけの検査、針を刺す時、少しチクッとするだけ、いいですか」

「はい、いいですよ」

「検査結果出たら知らせますね」

翌日、検査結果が出てその利用者のところに行く。

「血液検査の結果は心配ない結果でしたよ。腎臓が心配だったのですが大丈夫、良かったですね」

「とっても嬉しい」とニコニコして言われる。

「自信もっていいですね」というと、

「そうね」と言われ、更に嬉しそう。ご家族にも連絡して差し上げようと思う。このようなことがきっかけで、その利用者に目が合うと車いすに乗ってフロアーの向こうから手を振られるようになった。

検査を行い結果が悪い時はすぐに家族に電話などで報告するが、良い結果が得られた時にも手紙などで報告することもあるし、家族は医師に親近感を抱くようだ。

インフォームドコンセントは難しく考えれば難しく厄介だ。普通のこととして考え行えば、老健ではインフォームドコンセントにより利用者や家族と心が通う思いがする。

地域包括ケアシステム（住み慣れた地域で高齢者をケアするシステム）における老健

高齢者対策として、地域包括ケアシステムが推進されています。厚労省のホームページを見ると、２０２５年を目途に高齢者の尊厳の保証と自立生活支援を目的としており、可能な限り住み慣れた地域で自分らしい暮らしを人生の最期まで続けることが出来るように、地域の包括的な支援・サービス提供体制（地域包括ケアシステム）、つまり、「住まい」「医療」「介護」「予防」「生活支援」が一体的に提供されるシステムの構築を目的にしています。２０２５年は団塊の世代が75歳以上となり、それ以後国民の医療や介護の需要がさらに増加すると見込まれています。これらの推進は地域の主体性や自主性に基づき、地域の特性に応じて作り上げることが必要とされています。各地域で構築されつつあるものをホームページ等で見ると、診療所や病院との連携（病診連携や病病連携）に医師会も積極的に取り組んでいると思われます。

このシステムを老健からみると、病院から早期に退院したが自立不可能で、しかも自宅に介護者がおられず治療の継続が必要な認知症や高齢者の行き場として老健のニーズは高まると考えられます。在宅医療の推進も考えられていますが、自宅での家族の介護負担は重く、認知症の程度によっては不可能と思われます。また、家族が働き盛りの年代や、介護者が高齢者であるケースではとても在宅介護は出来ないと思います。このような状況を考えても、定額で治療が受けられる老健を利用するケースは益々多くなると思います。

老健は在宅復帰を目的とされていますが、実際は在宅復帰が不可能なケースが多くなるのではと、地域包括ケアシステムを見て感じます。在宅復帰を重要視すれば、このシステムにおける老健の位置づけは明確さを欠くように思います。このシステムを推進するなら、老健をもっとスムーズに活用出来るように考え直すことも必要かと思います。

いずれにしろ、老健が重要な役割を担うために、大切な任務を担っている介護職員の確保は必須です。当然、給与を上げることは必要ですが、給与を上げることだけでは介護職員不足は解決しないと思います。老健が地域包括ケアシステムの構築に重要な位置にあることに、老健を担っている介護や医療などに関わる我々職員が自覚し、一方では地域包括ケアシステムを推進する人たちはもとより、国民全体が介護職員を尊重し重要性を認識することが必要であると思います。

要介護認定の難しさ

実際に老健に入所を申し込むには、どのような流れなのかを述べてみます。介護保険の給付を受けることになるのですが、介護保険の給付には要支援に認定された人が利用する予防を目的としたサービス（予防給付）と要介護者に認定された人が利用するサービス（介護給付）があります。老健は介護保険で成り立っていますが、介護保険の給付を受けるためにどの程度の介護が必要かの判定がなされます。これにより要支援、要介護の認定を得ることになります。

簡単に述べてみますと、認定を得るために先ず市町村の窓口に申請します。申請は本人のほか、家族などが代行することも出来ます。市町村は訪問員による訪問調査を行い、主治医に対し意見書（主治医意見書）の提出を求めます。訪問調査は委託を受けたケアマネが行うこともあります。調査結果はコンピューターにかけられ、介護するために必要な時間が計算されます。これが第一次判定です。

介護認定のために主治医意見書が必要です。主治医意見書は介護支援専門員の介護サービス計画立案資料として重要で、医師、介護職員、介護関係者、介護支援相談員等による介護認定審査会が開かれ、要支援または要介護なのか、どの程度の状態なのかが決められます。これが第二次判定です。

介護保険法上、要介護認定は申請日から30日以内に行わなければならないのですが、現状は平均してもっと長くかかっています。これは主治医がなかなか書いてくれないことが原因のようです。私自身、病院に勤務していた当時は介護に必要な項目までなかなか診ることが出来ず、患者の家族に聞いて書いたこともありました。重要なことでありながら、病院における診療とかけ離れた感じであり、また、依頼も稀であり自立度の分類など理解出来ておりませんでした。医療とは異なり、主治医意見書は介護やリハビリの参考となることを主眼に書くことが求められています。老健で認知症などの高齢者を診ていると、シッカリ状態を把握するには日常の生活を何日か見てようやくわかることもあり、1か月に1回、わずかな時間だけ診ている多忙な外来診療の医師には酷な感じもします。早期の認定が必要なケースもあり、改善が望まれます。

主治医意見書をもとに介護認定審査会の判定を受け、該当なら要支援または要介護の対象になります。自立度が保たれている順に、要支援は1と2に分けられており、要介護は要介護1から5まで全部で7つに分けられています。

老健は原則として、要介護に該当した人が入所出来ます。要介護認定で該当しないとされた場合は、近い将来に要支援、要介護となる可能性がある者は市町村が行う地域支援事業により介護予防サービスが提供されることになります。また、これらの人や要支援などのケアマネジメントは地域包括支援センターが担当しています。

老健に入所する要介護者は、介護度により施設サービス費がきまっています。費用は単位で表現されていますが、介護度が高いほど単位は高くなります。利用者は利用額（施設サービス費）の1割から2割を自己負担します。

入所している利用者の介護度を見ると、この人がなぜこの介護度であるのか疑問を感じることもあります。入所中の利用者の認定調査の更新が行われ、介護度3の人が改善し、介護度1となり「良かったな」と思ったのですが、本人、家族は特養に入れなくなり大変、不満に思っていたり、介護度2の利用者がリハビリを懸命に行い要支援となり、もっと老健にいたかったのに退所しなければならなくなり、他の利用者と比較し「私の方が重いのに」と不満を述べられて退所された利用者もおられました。

介護度は一人一人の利用者を見ると、それほど感じないのですが、多くの利用者を診て比較すると納得いかないことも少なからずあります。高齢者や認知症の判定の難しさを感じるとともに、医師だけではなくて看護師や介護職員、リハビリなどの意見を反映させることの必要性も感じます。書類を作成するときに現場の看護師、介護職員の意見を聞きますが、やはり彼らは利用者の状態を良く把握しています。

入所者への医療

老健での医療はいろいろな決まりがあります。日常の医療にかかわるいくつかを簡単に述べてみます。

入所後に行う日常的な医療についての費用は、支給される施設サービス費に含まれており、しかも保険が利きません。ですから、医療にお金が掛かりすぎると老健の経営に影響します。もっと具体的に言うと、高い薬を使うことが出来にくいということです。

医療上、とても困るのは、認知症の薬、パーキンソンの薬、緑内障の点眼薬、などが高い薬なので苦慮します。肺炎などの感染症治療に際し、注射薬も薬価の安い薬を使用するようにします。通常、高い注射薬は施設の薬局には置いていません。

一般に使う薬は出来るだけジェネリックを使用します。断っておきますが、安いので効果がないということではありません。老健で勤務した当初は、病院勤務時代に使っていた薬からジェネリックを使用するようになり、薬の名前に慣れなくて困りましたが、これはいまだに戸惑うことがあります。長期間使い慣れた薬は多くの患者に使用した経験から、薬名だけでその効果の感触を得ており、これが医療において大事であることを老健に来て再認識しました。

高齢者や認知症医療に必要な薬は、もう少し経営を考えずに使用したい思いがしています。抗生剤なども、高齢者は重症化しやすいので適応なら薬価の高い薬も躊躇なく使用したいものです。

ほとんどの老健では、レントゲン撮影は出来ません。誤嚥や呼吸器感染症の時に胸部レントゲン写真を老健で撮れればと思います。病院に依頼すれば長時間待ち、利用者は消耗して帰ってくることもあります。胸部レントゲン撮影が出来れば、肺炎と診断し、老健ではこれ以上の治療は難しいと判断出来れば病院との連携により入院も円滑に出来るのではと思います。もっとも、管理医師が胸部レントゲン写真を読影出来ることが必要ですが。

肺炎、尿路感染症、帯状疱疹は月1回、連続して7日間を限度に所定疾患施設療養費として介護報酬が得られます。肺炎などは、7日間以上かかっても改善しないときは入院の適応を考慮すると理解しています。

医療上の決まりの一部を述べましたが、何故、老健はこのような医療の決まりになったのかは不明ですが、実際に高齢者や認知症の医療は、専門分化した病院のシステムでは対応出来ていないこともあり、老健での管理の範囲を超えた医療を行わなければならないことがあります。そのような時に医師として、医療における束縛感を感じ、これは利用者にとって好ましくないと思っています。

老健における医療の戸惑い

老健の医療において戸惑いを感じることがある。例えば、医療において口頭指示はいけないといわれている。医師が看護師に指示するときに、言葉だけや電話などで行うことは良くないことで、所定のパソコンのオーダリングシステムや指示簿に記載して間違いがないようにすることが必要である。

しかし老健では、医師不在の休日など医師から、施設の看護師に電話をして指示をすることがある。医師が看護師からの電話を自宅で受けて、治療や検査の指示をすることもある。そして休日明けにその指示を記載し、サインをすることがある。医療としては問題があるのだが、医師不在の日も利用者に早期に治療や治療の変更、追加を行いたいためである。

無資格調剤はいけないことになっている。医師の指示で、通常は薬剤師が調剤を行う。しかし老健では、常勤の薬剤師はいるが、当然、休日などは不在で、その時は看護師が行なってくれる。現場の看護師のリスクとならないように、看護の役職者が出来る限り行なっていた。風邪などの薬は前もって常備薬としてステーションにそろえてあるが、それ以外の薬剤が必要な時もある。いけないことであるが、利用者の治療を考えれば致し方ないし、やらなければならない。看護師もこの現状を分かったうえで行なってくれている。規則よりも、医療者として患者である利用者を早く良くしてあげたい思いである。しかし一方、病院などの医療の現場では規則に反した医療過誤などには厳しい処分がなされている。

現在、病院などで勤務している医師が、将来、老健を志しても、医療上の戸惑いを感じることがないようにしたいものだ。病院と老健とは異なる陣容であり組織なので、老健としての医療について従事する者が戸惑うことのないものにする必要性も感じる。老健での勤務を志す医師や看護師が懸念を抱かない施設であってほしい。

介護報酬改定で思うこと

老健は3年ごとに介護報酬の改定が行われる。経営に関わることなので、どのような方針になるかは大変重要なことである。昨年改定が行われ、主なことは介護保険法第8条の定義が改正されている。

平成30年まで、老健は看護、医学的管理の下、「要介護者」に対し介護、機能訓練、その他、日常生活上の世話を行なうことを目的とする施設とされていた。昨年、平成30年の改定では「要介護者」のところが「要介護者であって、主としてその心身の機能の維持回復を図り、居宅における生活を営むための支援を必要とする者に対し」とされた。そして、本方針　第一条に書かれている老健が『その者の居宅における生活への復帰を目指すものでなければならない』とする方針が強調され明確になったと思う。

今回の改正において、在宅支援が明示された。老健は在宅支援・在宅復帰のための地域拠点となる施設、リハビリテーションを提供する機能維持、回復に役割を担う施設、ということになり、もっとわかりやすくすると『老健はリハビリを提供し在宅支援、在宅復帰のための施設』である。

これをもとに様々な評価項目が作られ、それぞれが達成出来れば点数化されており、それらの点数の合計で５つにランク付けされ加算に差がつけられている。これらを見ると、法律に則り、老健は本来の目的に沿って歩まなければならないし、その目的達成のために医師の役割の大切さを再認識させられる。

判定会議の充実、家族との連携、看取りの推進、利用者をよく診て安定化を保ち、いかに入院させないか、は特に大切であると思う。しかし、老健の現場職員に介護報酬の改定について聞くと、ほとんどの職員が知らないようだし良く分からないと言われる。恐らく利用者の家族も理解していないであろうし、多くの国民も知らないのではないかと懸念する。

目的が明確となっても、それをこれから利用する国民に分かりやすく伝える必要性を感じる。また、老健で働こうと思う介護職員はじめ、これから老健での多職種を目指す若い人に対し明確に伝える必要性を感じる。若い人が理解出来なければ、憧れをもって老健で働くことを目指してくれない。

ほうれんそう

施設内で役職者と話した。ある部署の連携の悪さを訴える内容であった。「ほうれん　そう」がなっていないと嘆かれていた。久しぶりに「ほう・れん・そう」この言葉を耳にした。正確な意味はなんだったかと調べてみると、「報・連・相」で「報告、連絡、相談」をわかりやすくした略語である。ビジネスにおいて使われるとされていた。

これを見ると、上司が部下をしつけるような感じがした。少し調べてみると、本来は職場の上下関係に関わらず容易に「ほうれんそう」が行われる風通しのよい職場環境にするための手段としたらしい。部下の努力目標ではないということであった。

この三つ、眺めていると、介護施設にはこの文字はそぐわない感じがした。どのような言葉が適当か考えてみた。報告は情報の共有としたい。連絡は連携としたい。相談は検討ではどうであろうか。

老健における「ほうれんそう」に違和感を覚えたのは、会社などでのビジネスと異にするからかもしれない。更に思ったのは、このようなことはそれぞれの施設において、借り物ではない自分たちの言葉で作ることも大事かなと思った。

人間を看る仕事は難しい。その理由の一つは、目標を設定しにくい。設定してもそのように運ぶことは少ない。見方を変えると、介護は答えが出にくいし、評価がしにくい。老健で働くものは命令されて働くというよりも、利用者や家族のために職員自身の自助努力が必要な仕事かもしれない。そのために、役職者は出来るだけ職員自身が自ら考え活用出来る時間を作るシステムを考える必要がある。

そう考えると、役職者や介護に携わる職員にとって介護施設は、他の職種にはみられない魅力的な職業である。

やりすぎないこと……再度老健の業務を考える

食事介助は大切な介護業務である。食事をしっかり摂ってもらうことは良いことであるが、高齢者の介護を担う老健では、この考えがしばしば支障を来す。栄養会議で管理栄養士は、「○○さんが最近、食が細くなり体重も減り何とかしなければならない。食事に高カロリーの飲み物を追加したい」と言われる。食事介助をしている職員が「〇〇さんもっと食べなければだめですよ」、など言いながら半強制的に食べさせていることもある。高齢の利用者は、おいしそうでなく時に苦痛の表情を浮かべる。無理に食べさせて食後、しばらくして吐いてしまい、その時に誤嚥して肺炎になった利用者もいた。

高齢者は少しずつ老衰の傾向となっていく。体重も減ってくる。体の代謝も悪くなり、カロリーも一般成人ほど必要でなくなる。動きも緩慢で、臥床時間も長くなる。食事をしただけで疲れて寝てしまう人もいる。食事量が減ったのは、食べる必要がなくなったのである。必要がないのに食べさせられるのは、高齢者にとって過酷である。高齢者の食事についての教育の必要性を感じる。

老健では利用者のために、介護の一環として様々なレクレーションが行われる。介護職員はいろいろ趣向を凝らす。カラオケなども行われる。高齢者をリカバリーさせるために参加を促す。いろいろなことを行うことは認知症にも効果的と言われているので、職員は使命感から出来るだけ参加させようとしている。家族にこれだけのことを行ないうれしそうだったと伝えると、家族も喜び施設に対し感謝し快く思うであろう。

しかし、利用者の中には行きたくないと拒否する人もおられる。職員は何とか参加させるために、いかにお誘いをしたらよいかを考えている。しかし人は様々である。中には一人で過ごしたい人もいる。他人に煩わされることなく、一人でいることにより幸せな気持ちになる。高齢者と一括りにして対応するが、一人でいたい人にとっては大変苦痛であると思う。介護する時、一人の人間として尊重して対応しているかが問われる。

〇〇さんは風邪をこじらせ、なかなかベッドから離れることが出来なかった。もういいかなと思うと微熱が出る。そのような時には食欲も低下する。ようやく回復したなと思った時には、見るからに体力は落ちてしまったことがわかるほどだ。すぐに看護師から、理学療法士がリハビリを始めてよいか聞かれたという。私は「まだ駄目です」と伝えた。体力的に落ちており気力も低下している。もう少し様子を見て、顔や目に生気が戻ってきたら行いたい。それまではベッドから食堂に行くこと、車いすに座っている時間を徐々に長くすることだ。

リハビリの人は職務に忠実で、早くリハビリを行うことは良いと信じているのであろうか、リハビリを行えばリハビリ加算が取れて経営者も満足してくれるし家族も納得してくれるかもしれない。しかし、対象は高齢者である。臥床時間が長くなり老化は加速した状態であり、今リハビリを行うことはその人にとって苦痛ではないか考えることも必要である。

職員は若い人がほとんどである。核家族となり老衰ということが分からないのかもしれない。高齢者と施設の利用者を一括りにするのではなく、それぞれの人格を尊重することが必要である。すべての人は異なるのであり、状態によりやり過ぎないこと、やらないことの大切さも知ることも必要ではないか。施設の経営は大事であるが、介護は介護であり、そのうえで経営なのであろう。人により、状態により、手をかけない大切さを忘れないことである。老健は様々な人が生活しているが、高齢者になると更に年齢、認知症の程度、体力などの影響も加わり個人差はさらに大きくなっていることを感じる。

家族の絆を尊重する……老健の意義を再度考える

介護老人保健施設（老健）の目的は、利用者である高齢者の在宅復帰を目指すことであるが、現状は混沌としており、利用する家族、施設の職員、管理医師、経営者等の意識は多様で、いまだ統一性に乏しい。高齢者に安心安楽に過ごしていただくなどのうたい文句で統一性をはかろうとするが、具体性に乏しく、それぞれが一致した目的意識を持つには至っていない。今もなお、国の方針も曖昧模糊としているし、国民には伝わっているとは思えない。

老健は何のためにあるのかという基本的な方針を思案していたが、「家族の絆」にたどり着いた。家族の絆を尊重するために老健があると考えると、様々なことがクリアーになる。

老健は家族の絆のために高齢者を受け入れ、家族の絆のために在宅復帰を積極的に促し、在宅にあっても家族の絆のためにサポートを継続する。家族は行動することが出来なくとも、精神的な絆を大切にすることは可能である。

様々な境遇にある利用者を治療したり、看たり、そして家族との対応においても施設が家族の絆にとって何がよいかを考え行なうことのすべてが、解決に導かれなくとも老健の方針に一貫性をもたらすことになる。

家族が、老健は家族の絆のためにあるということを感じ取れば、様々な事柄に対し納得し家族の絆を大切にする気持ちが湧いてくる可能性がある。全く絆を感じられない家族もあるが、かつて自分を育ててくれた親への感謝の気持ちが蘇る糸口になることも期待出来る。色々な思いがあるだろうが、老健と共に歩むことにより、家族も残された少ない時間の中で家族である高齢者に対し、排除的であった気持ちから受け入れる気持ちとなる願いがある。

一貫性のある方針は、施設と家族の緊密な関係も生まれてくると思われる。現状では、家族はいつしか高齢者との絆を求めるよりも、例えは悪いが、厄介者として老健に預けるのではないかと感じてしまうこともある。老健が一貫した目標を持たず、営利を主に考えそのような家族の要求に迎合するなら、絆が希薄になった家族は変わることはない。一方、残り少ない人生であると感じている利用者（高齢者）も家族の負担にならないことが望みである。いかに利用者が家族の負担にならないようにしてあげるかは、利用者の生きがいに繋がると思われる。看取りを老健で行うことも、家族の絆のためという同じ線上にあると考えると理解できる。

個々の家族の絆のために、何が大事か見極め導くことは、介護施設の任務と思われる。職員に感謝し退所するご家族に接したときには、本当にうれしく感激するものである。その場にいなかった職員にも、「ご家族はとても感謝していた」と伝えると職員も嬉しそうである。

いずれにしても、老健などの介護施設の存在が姥捨て山のようになり、家族の絆を壊す手段になってはならない。介護施設が家族の絆を尊重することに端を発し、目標や制度が構築されるなら、若い人がもっとこの仕事に魅力を感じてくれるのではないだろうか。

第7章

あれもこれも

この章は1～6章に当てはめられない
様々なテーマを集めました

老健レクレーション　音楽の効果はすごい

老人保健施設にはいろいろなボランティアの人が来てくださる。時々、プロの音楽家、近所の幼稚園児や小学生、中学生が来られる。朗読や一緒に歌を歌ってくださる方が来てくれることもあり、高齢者が楽しむようにと昔の歌を選んで歌う。診察室にいて歌声が聞こえると、何とも懐かしい感じがする時がある。

施設として頻繁に行うものではカラオケが人気である。認知症の人がカラオケで難しい曲をきれいな声で歌い驚かされることがある。利用者のレクレーションを全体的にみると、人気は音楽関連が多く、音楽の力を感じる。

音楽療法に興味を持っているが、エビデンスに乏しいということなのか理由は不明であるが、介護報酬がついていない。

音楽の効果を客観的に数字で表現することは難しいと思う。個々の利用者で音楽がこんなに効果があるのだと思うことがあり、特に認知症の利用者に様々な音楽を聴かせたいし、音楽療法の専門家に行なっていただきたい思いがある。

子育てと介護

人生において、「子育て」と「介護」という二つの身内の世話をすることがあると考えてみると、「子育て」は若さあふれる両親が育てる、そして両親は自分の子供のころは経験済みであり、子供のころ感じた楽しさを自分の子供にも経験させてあげたいと思う。

「介護」となると、介護する方も若くないことがほとんどである。そして介護される年代は、介護するものにとってはまだ経験したことがなく、いわば未知の世界である。介護するうえで良いと思い特別に行ったことが、それほど喜んでもらえずお互い疲労してしまうことがある。

年齢と共に嗜好は変化し、若い時はスポーツが好きだった人が散歩等に楽しみを感じたりするものである。私は散歩を好むが、若い時には散歩など思いもよらなかったのである。気張らない介護を行うと良いのではと思う。

老人保健施設利用者さん……カタカナの名前

80歳以上の利用者の名前は、カタカナの名前が目立つ。スイさん、トクさん、ギンさん、サダさん、ウトさん、タケさんなどである。

老健に初めて来た頃、何となく違和感があったが、カタカナの名前は呼びやすいし、何とも言えない親しみがある。家族と利用者について話をする時も、ついタケさんはなどと話してしまう。そうすると、家族もタケさんはと話される。

職員も同じように感じているのであろうか、職員同士でも渡辺さんをワタさん、又吉さんをマタさん、板井さんをイタさんなどと呼ぶこともある。やはり、そう呼ぶと親しみが湧き、連携も上手くいくように思う。

利用者のカタカナの名前が格好良く思うことがある。

介護にとって大事だと思うこと

老健では利用者を中心に医師、看護師、介護職員、リハビリ、ケアマネ、管理栄養士などの各専門職が情報を共有して一体感を持ち、家族を導きながら看ていくことが望ましい。特に介護職員および家族は、認知症などの利用者の行動や言動が病気のなせる業ということを常に念頭に置いておくことは大切です。そう考えることにより、冷静に利用者を看ることが出来ると思う。

また、家族を協力者として尊重し、様々な情報を得て利用者がどのような経過をたどり今に至ったか、家族はどうであったか等を把握して介護にあたることも必要だと思われます。当然、プライバシーには十分配慮しなければなりません。

利用者のこれまでに至ったストーリーを知っているのと、情報がなくて介護するのとでは大きく異なります。知ることにより、利用者に対し共感や尊重、愛しさ等の気持ちが生まれ、冷静に専門性のある介護を行なうことになるのではと思います。

そのような対応により、職員が互いに共感し施設を良い雰囲気に導くことになり、利用者への虐待などは起こり得ないのでは、と思うのです。

人生の乗換駅

一月前に老衰で亡くなった利用者の家族が施設に来られ、色々な思い出を話された。その日、帰りの電車で色々なことが頭に浮かんだ。

故人は人の心の中に亡くなった後も生きているので、死を「終着駅」ではなく「乗換駅」としたい。乗り換えた列車には、その人のかわりに家族や友人の思い出や懐かしさなどが乗車する。嫌な思い出が乗車することもあるが、これはお断りしたいものである。比較的早く乗り換える人もいるが、長い列車の旅を経て駅に到着する人もいる。

乗換駅が近くなると、降りるための準備をする。これと同じように、乗換駅つまり終末期が近くなると人は、自覚するしないにかかわらず、それなりの準備をするようになる。しっかり準備をして乗り換えることが理想であるが、なかなかそのようにいかない。老健は利用者の乗り換えが上手くいくように手助けすることも役目だと思う。乗換駅が近くなると、電車はスピードを落とすので、そろそろ駅が近くなっていることを知る。

列車の旅はそれぞれの旅だ。乗換駅に無事到着し、忘れ物はなく、すっきりした気持ちで降りる。そして良い思い出が家族や友人の心に留まり、次の列車に乗ってもらいたい。次の列車は残された家族や友人の心の中で走るのであろうか。乗換駅が近くなったとき（終末期）には、個々の状態に即した介護・看護・リハビリ・治療を考えたい。

老健は利用者が安楽に過ごし、更に家族、友人などにとって良い思い出を残すためのお手伝いの役目も担っているのかもしれない。

高齢者とウォーキング……誰にも話さないこと

若い時は、近くの公園をジョギングよりも速いスピードで走ったものだ。ほとんど何も考えない無の状態で走ると、何とも言えない爽快感につつまれた。高齢者となり次第に走れなくなり、いつの間にかジョギングからウォーキング（散歩）になった。

ウォーキングになると、いろいろなことを考えるようになった。予期しないことが頭に浮かぶこともある。今まで関心がなかったことに対して興味を持ち、空がきれいだとか、こんなところに花がとか、あの人は何を思って歩いているのかなど思い、若い人が運動しているのを見ると何となく楽しくなったりもする。

もう若い時のようには走ることが出来ないのだが、悲観的な気持ちになることはない。ジョギングとは異なり、ウォーキングは興味があると躊躇することなく立ち止まる。何故かウォーキングの時に感じたり考えたりしたことは、誰にも話さないことがほとんどである。

高齢者も同じではないかと思った。年齢を重ねることにより、若い時には感じ考えもしなかったことが頭に浮かぶことは、時として驚きである。歳をとることは、精神的にも肉体的にも制限されていくことである。制限が加わるにつれて、一方では物の見方も変わり、今までとは違うことに広く興味を抱くようになっていると思う。

健常人から見ると、不自由な単調な生活を送っている老健の利用者（高齢者）は、我々には想像がつかないことに関心を持ち感じているのかもしれない。でも、誰にもそのことを話さないだろう。

終末期のリハビリ効果、意義

若い人が骨折し、手術後リハビリが行われ不自由なく歩行出来るようになると、患者も理学療法士も満足感が得られると思う。しかし、高齢で認知症もあり、だんだんに衰えていく人のリハビリは満足感が得にくい。進行の度合いが緩やかになったとしても、進行しているのでリハビリの効果を客観的に評価することは難しい。

どこに理学療法の「ヤリガイ」を求めるのであろうか？　正解は不明だが、以下のごとく考えてみたことがある。

人間と植物との大きな違いは、動くことが出来ることである。目的に向かって考え動けることは、人間らしいことの根本的なことだと思う。終末期の状態で動くことが出来ない人を、理学療法士が関節の拘縮が進行しないように、褥瘡が出来ないようにと体位交換したりマッサージすることは、人間の基本的なことを行っているではと思われる。動かすことにより鍛え改善させる考えは必要なく、心地よいと思われることを利用者の状態をよく観察しながら行うことであると思う。人が人を動かすことは他者との交わりであり、他の生き物には出来ないことである。

これが終末期におけるリハビリの意義と思うがどうであろうか。

若き日の院長の教えが高齢者医療に役立っている

大学卒業後、今のような研修医制度はなく、インターン制度は廃止となり、卒後すぐに内科の医局に入った。入局後１年ほどしたときに、地方の市立病院に１年間出張となった。その病院の院長は、臨床医としての実力は大学でも評判が高かった。

初めて院長にお会いしたときのことを思い出す。「入院患者さんを診て、なんだかわからないことがあったら、何回も患者さんのところに行くように」とそれだけ言われた。患者が入院すると院長がいつの間にか診察されていた。週1回院長回診があったが、回診後の症例検討の際に診察所見に疑問があると中断し、院長は私を伴い患者のところに行かれることが頻繁にあり、院長のフットワークに驚いた。いつしか私もそれが習慣となり、不明な点があると何度も患者のところに行くようになっていた。本当は未熟なために不安があり行くのであるが、患者は何度も医師が来てくれるので感謝された。

病院は忙しく野戦病院のようで、院長も先輩医師も朝早く、日勤の看護師が来る前に気になる患者は診察し、看護師の朝の申し送り前には指示の記載は出来ていた。これも私の習慣となった。なぜなら、その方が多くの入院患者さんを診るときには受け持ち患者全体の状態が把握でき、急な入院患者や予期せぬことが起こっても対応しやすかったのである。

今思い出すと、看護師の印象はよくなり、お互いの信頼感も得ることが出来て、効率よく楽しく働くことが出来たと思う。

老健に勤務し、看護師や介護職員が利用者の変化を報告してくれると、ベッドサイドに直ぐに行っている自分がおり、亡くなった院長の教えが生きていると思う時がある。看護師や介護職員は、直ぐに反応してくれる医師には報告し甲斐があるのであろう、忌憚なくあれこれ報告してくれるので、高齢者医療に大切な早期診断、早期治療に役立っていると感じる時がある。

若き日の院長の教えが、半世紀以上も経つが、身につき残っている。

リサーチマインド

リサーチマインドは日本語で研究心とか研究魂であり、漠然としているがとても大切であると思う。大学では長い間、研究と臨床、教育に勤しんだ。しかし、リサーチマインドについて意識して考えたことはない。大学で若い大学院生の医師の研究指導をしながら、一般病院に勤務したこともあったが、この時も特に意識したことはなかった。

しかし、老健で管理医師として勤務してから、リサーチマインドが高齢者や認知症の臨床に興味をもって楽しく診療するには、大事なことに思えてきた。老健という制約の中で高齢者を診て治療を行うのだが、リサーチマインドはそのことに花を添えてくれるように思う。疑問に感じたことを調べることが、かつて研究生活で培われた習慣となっており、それが合理的に判断する基になっているとある日思い、リサーチマインドの存在を意識した。

リサーチマインドが必要とする研究を行っていた時には感じることはなかったが、老健という医学の最先端とはかけ離れた環境の中で、リサーチマインドが道を誤らないように、日々進歩するように臨床医としての自分を支えてくれているように思うのは予想もしなかった。そして臨床医にとってある時期、研究に携わることは大事なことなのだとあらためて思うし、苦楽を共にして切磋琢磨しリサーチマインドを互いに育んだ研究仲間に感謝の念が湧く。

医師だけではなく、老健の職員にとってもリサーチマインドは大切で、誰でも持っているものと思うが、それに気がつき、そして自分で育むことが大事なのではと思う。どんな仕事でも、リサーチマインドを持っていることは、仕事を楽しむことに結びつくと思っている。

日曜日

私が勤務する老健では、日曜日は医師不在である。これはどこの老健も同じようである。そこで、日曜日前に予め治療のオーダーを出しておく。薬剤師さんも休みなので、薬もきれないように処方をしておく。これらは休み前に看護師がいろいろ協力してくれる。

休日にデパート等へ行き、妻が買い物しており、待っているときなど、フッと施設の利用者の状態が気になるときがある。前日、高熱が出て治療を開始したが、今日の状態はどうか？などである。早速ケータイで電話すると看護師が出てくれ、電話の向こうで看護師は電話の意味を察知し、「○○さんは熱が下がって今日は食事5割ほど食べられました」、など報告してくれる。利用者の状態が悪い時は、必要なら治療の追加や変更のオーダーをする。看護師の対応はテキパキとして気持ち良い。短い電話だが、お互い冗談を言う時もある。「休日なのに、先生ありがとう」など言われると嬉しいものだ。

休日なので仕事を離れて病院や施設のことを考えなくてよいのに、電話をすることがある。患者の状態が良いといいのだが、悪い時は電話後なにかやっていても気になるものだった。いつ頃からであろうか、患者の容体が気になり電話し、その後、そのことから切り替えが出来るようになっていた。治療を追加しても変更しても、効果判定は時間が必要であとは休み明け診ればいいと判断し、電話後、また自分のプライベートな時間に切り替えて過ごせるようになった。

思えば、もう医師になって半世紀以上経っており、慣れなのであろうか。このようなことを思うと、患者の容体が気になり、夜中にまんじりと出来なかった若かった自分が懐かしい。

愛のムチ

新規の入所者があった。入所者（利用者）は転倒による骨折で入院治療を受け、ようやく改善し退院出来たが、すぐには自宅での生活は無理と判断されリハビリ目的で老健に入所となった。

入所日、80歳後半の利用者は、当然のことながら緊張しているようであった。娘さんとお孫さんが付き添ってこられ、あれこれ世話を行なっていた。入所の時は理学療法士、介護職員、看護師等が、次々と利用者や家族に確認や入所後の必要なことについて説明をする。

診察は初めに行い、しばらくして再度利用者を見にいった。丁度、ベッドに座った利用者は靴を履き替えようとしていたが、なかなかうまくいかなかった。傍らで家族と職員の話し合いは続いており、家族は利用者が靴を履けないのが気がかりのようだった。家では直ぐに手を貸していたのであろう。しばらくして靴が履けて、利用者さんはホッとした様子であった。

私は、「見ていましたよ、出来ましたね、素晴らしい。慣れるともっとうまくなりますよ。手伝わなかったのは愛のムチですよ」と話したら、利用者は理解出来たようで嬉しそうに、「これからもよろしくお願いします」と言われた。家族にも聞こえるように話したので、「おばあちゃん、やれば出来るのね」と娘さんにも言われ、愛のムチを受け入れてくれたと感じた。このような会話が、今後の介護や家族のコミュニケーションに有効になってほしいと願った。

利用者を大事にして、少しでも良くしたい思いは職員皆同じであるが、職員の言葉使いや対応は一律ではない。優しい言葉使いの職員、少し荒い言葉使いの職員、大きい声、高い声などいろいろである。利用者のことを考えると、それでよいのではと思う。皆一律のマニュアル化した対応は、利用者にとって必ずしも良くない。バラエティーに富む対応は、利用者に良い刺激となる。バリアフリーの考えも同じで、バリアフリーが行き過ぎれば高齢者の機能低下を招くと思う。

利用者も我々と同じ個であり、個を尊重した対応をしたいと思う。家族や介護職員のきめ細かいケアによる平穏で何事もない生活は家族の安堵をもたらすが、高齢者（利用者）を肉体的、精神的機能の低下へと導くこともある。

愛のムチには家族や我々介護に関わる者の勇気も必要とする。

介護におけるアート

医療にはサイエンスの部分とアートの部分があると言われる。検査を行い、その結果により治療を行うことはサイエンスの部分であろう。患者の訴えをよく聞くと、検査結果は問題ないが気になり経過を見ることにする。その後、異常が出てきた。薬を投与し解熱し症状は改善したが、もう少し治療を継続しておこうなどと思うのはアートの部分であろう。

医学は経験の学問と言われる。患者の話を良く聞き、診察により得た所見と共に多くの患者を診た経験によるフィーリングは医療において大切なものと思っているが、これもアートの部分だと思う。適切かどうかは疑問だが、介護についてもサイエンスとアートの部分で考えることがある。

介護の対象は人間そのものである。サイエンスとしての対応としてベルトコンベアーの機械のように介護を行ったら、利用者はどんな思いであろうか。一律な個を重んじない対応は一見スマートで効率的であるが、利用者は物と化す。介護者も介護に対する興味は持てず、処理するだけになる。

一方、アートの部分では、思い浮かぶのは職人が丁寧に気持ちを込めて物を作るように、一人一人の利用者を大事にして良く知り、その上で個々を尊重し対応するなら、時間はかかるが介護の大切さや喜びを実感出来るであろう。

家族と連携をとり、忌憚なく話すことも大事である。医師、看護師、介護職員、リハビリなどの職員がこれらアートの部分を探求し共有できれば、真の連携につながると思う。

介護にはサイエンスでは割り切れないアートの部分が多く含まれていると考えられ、これに接し感じ取れば介護職の興味は尽きないのではないかと思う。サイエンスの部分を生かし、効率よく物事を処理し運営し、利用者の介護を行う上でアートの部分に出来るだけ時間が取れるようにしたいものである。そうすれば職員も介護の面白さ、奥深さを知り、ひいては介護を志す人が増えてほしいという願いがある。

我々がまだ知らいない介護におけるアートの部分の発見があるかもしれない。アートの存在を意識することにより、介護業務に携わる人の考えを転換するきっかけになるとよい。

隠さない医療

80歳を過ぎた車いす生活の男性の利用者は認知症で易怒性があり、ちょっとしたことでいきなり職員を引っかいたり、殴ったりした。薬剤を試したがなかなかコントロールが出来ず、他の利用者に多大な悪影響を与えることになり精神科専門病院へ入院となった。

この利用者のキーパーソンは娘さんであったが、親子関係は途絶えており、娘さんは施設に来られることなく、顔を合わすことも拒否されていた。

数か月間入院しその後、施設に再入所となった。少し落ち着いた状態になったと思われたが、頻度は少なくなったが暴力をふるうことは変わらなかった。しかし介護職員は上手く対応し、比較的安定していた。

利用者は以前から軽度の貧血があり、血小板が少ないことより経過を見ていたが、進行性であり、娘さんを説得し大病院の血液内科に紹介した。ようやく受診となったが診察時に利用者が怒り出し、検査は出来なかった。担当医からは確定診断はついていないが進行性の血液疾患であり、このままであればミゼラブルな状態になると返事をもらった。

その後、経過を見ていたが、突然、高熱が出現し尿路感染症の診断で治療を開始した。血液検査の結果で貧血は予想以上に悪化しており、直ぐに輸血などの治療が必要なことより入院適応と判断し、詳細に情報提供書を記載し相談室に病院を探してくれるようにお願いした。

しばらくして相談員より、この紹介状では病院は引き受けてくれないので文面を削除することを迫られた。削除箇所は暴力行為、治療拒否や親子関係が途絶えているなどの箇所であった。私は拒んだが、結局、削除してしまった。しかし、その後も数か所の病院に掛け合っても入院は断られた。翌日になっても入院先は決まらなかった。

その間、病院にお願いするのに利用者の状態を隠すことは、医療に携わるものとしては恥ずべき行為だという気持ちが沸々と私の中に湧きあがってきた。そして情報提供書を削除前に戻し、以前、親身になってやってくれた思い出のある病院の相談室に私は電話し、事情を説明し情報提供書は隠すことなくありのまま書いたことを伝え、ご判断いただきたい旨を伝えた。その結果、その病院が引き受けてくれることになった。経過を考えると、忸怩たる思いと共に医療には隠蔽は絶対にいけないと胸に誓った。

医療には「逃げない」「隠さない」「嘘をつかない」が大事であるといわれ、私も言ってきたが、改めて胸に刻みたい思いがした。

ブログが100になりました

ブログが100になりました。そしてこれを一区切りとし、暫く休みたいと思います。私の境遇や心境が変わり、新たなことに接することにより、再び書きたくなったら載せていただきたいと思います。

このブログがどのような方に読んでいただき、どれぐらい参考になったかはわかりませんが、読んでいただいた方々には心から感謝します。ブログを書いたのは初めてでしたが、一方的に意見を述べることの懸念を感じ、十分注意を払ったつもりですが、至らなかったことや間違いなどあったならご容赦ください。

老健に勤務して強く感じたことは、当初思っていた以上に老健の医師（管理医師や施設長）の任務は重要で、利用者や家族、老健で働く多職種の職員のみならず、施設の運営にも大きな影響を及ぼすということでした。今後益々高齢化社会となり老健の重要性が増すことが考えられ、活力ある医師が老健の管理医師を目指してくれることにより、老健が改善されることを願っています。

このブログが始まった契機ですが、当初、私より20歳以上も若い友人である篠原氏が、いくつかの目的のもとに起業される途上にありました。丁度その頃、私自身が老健のことが分かり始めた頃で、老健や管理医師の重要性について篠原氏と話す機会が何回かあり、徐々に老健を何とかしたいという思いにお互いが共感を覚えることになり、篠原氏が目指す目的の一環として管理医師発掘のための会社の設立に至ったと思います。そしてホームページ中にブログを作っていただき、老健に関することについて自由に書かせていただくことになりました。一人の管理医師が日常の業務の中で思ったり、考えたりしたことを、浅学ゆえに出来るだけ素直に表現してみようと思いました。そして、読まれた介護に関与の有無にかかわらず多くの人が、老健や介護について考えていただくきっかけになればと思っております。

ブログの内容について篠原氏より制約を受けたことは全くありません。そのことより、医師の発掘を目的とするこの会社が単に営利目的を主にするものでないことがご理解いただけると思います。

では、しばらくお休みします。皆様、お元気でお過ごしください。

ショートコラム❶

幸せの小径《こみち》

以前、勤務していた老健の建物の隣に公共施設があり、庭が比較的広く、1周300メートルぐらいの小道があった。その施設の許可を得ているので、家族は車いすを押して利用者を散歩に連れて行くことが出来た。1周、ほんの10分ぐらいであろうか、帰ってきた利用者の幸せそうな顔、家族が帰られた後も次の日も嬉しそうにその話をされていた。

忙しい職員が時間を割いて、天気がいい日に「先生、○○さんを散歩に連れて行きたいので、いいですか」と言われる。頭の中で体調に問題ないことを確かめて、「それはいいね」という。職員が選ぶ人はあまり家族が来てくれない人や、このところ元気がない人のようだ。

10分ほどして帰ってきた看護科長さんが「先生、○○さんが道端の花を見て『きれいね』と言われ涙ぐんでいた」と感激し、目をウルウルさせながら報告してくれた。

私はあの認知症の○○さんがと驚き、そして幸せな気持ちになった。

何とかしたい思い……

それは、長い間、流れの途絶えたドブの掃除に似ています。

私の子供のころには、ドブやドブ川がありました。流れが滞り、汚泥がたくさんたまっています。しかし、よく見ると、汚泥が沈殿しているその水面の上澄みは透き通っており、そこに小魚が泳いでいることがありました。小魚は、かろうじて上澄みで生きています。しかし、このような状態が続くと、やがて上澄みもなくなり、小魚は生きることが出来なくなります。臭いも発生し、周囲に対しても迷惑をかけます。そのうちドブは埋め立てられるでしょう。

とても厄介なことに、ドブの汚泥は器具などで簡単に取り去ることは出来ず、素手も使わなければなりません。そのため、誰もなかなか、きれいにしようと思うことはありません。誰かが意気込んで行っても、ドブ掃除をする途中で汚泥が舞い上がり、透明なところはなくなってしまい、小魚などの生物が死に絶えることがあります。また、ドブ掃除を行なった人が汚泥に潜んでいた病原菌におかされることもあるのです。何とか小魚などの生物が絶滅することがないように、そしてドブ掃除を行なう人が病気におかされないようにしなければなりません。

いろいろな思いを巡らし、詰まるところ、汚水は処理してきれいな水を流すことが必要なのです。

何とかしたいという思いは、どんな場面でも同じです。医療であっても、介護であっても、人生においても……

暮れのある日

年末となり、施設では恒例になっている餅つきが行われた。

通所のフロアーをはじめとして、2階から5階まで階ごとに餅つきが行われる。誰かが家から持ってきたと聞いたことがあるが、臼《うす》と杵《きね》が揃っている。調べたら杵は2種類で、竪杵《たてきね》と横杵《よこきね》で、竪杵は手杵《てきね》とか兎杵《うさぎきね》とも呼ばれ、横杵は打杵《うちきね》と呼ばれている。

私は丁度、2階に来られたご家族の面談が終わったころで餅つきを見ることが出来た。リハビリの若い理学療法士、事務員、事務長、管理栄養士などが行なっていた。事務の人が写真を撮っていた。利用者の家族に見せるために、どこかに貼るのだろう。施設の職員は貼るのも趣向を凝らし、趣味もよく感心させられることが多い。

餅つきの最初は職員が威勢よく行い、調子の出たところで、グルッと囲んで見ていた利用者の3～4人を職員が誘導し介助して行った。

掛け声あり、笑いありで盛り上がった。なにより皆が嬉しそうであった。餅は鏡餅を作り施設内に飾り、食べないようである。

短い時間であったが良い気持ちになった。意外な利用者が餅つきをやりたいと申し出たことも愉快であった。きっと幼い時のことを思い出したのであろう。

部屋に戻ってパソコンに向かい、今年も終わりだなと思った。

第２部（2019.7.9 ~ 2022.4.3）

第8章

ブログ再開

この章はブログ再開後の
色々なテーマのものを集めました

施設長就任とブログ再開

長年、大学医学部や市中病院の管理職や院長職を経験し、その後、興味を持ち介護の分野での仕事を選択した時は「もう管理職は御免だ」という思いを強くして、管理医師として老健の勤務を開始した。初めて経験した老健では、病院とは異なる興味あることが多く見出され、楽しく勤務出来たと思う。それは、共に働いた職員の皆さんが協力してくれたことにもよる。実は6年前、老健に勤務する直前に私の身体にがんがみつかった。それまで健康には自信を持っていたので、まさに青天の霹靂であった。就職前の面談で経営者に加療しながらの勤務になることを話したところ、励ましてくださり、そして快く私を受け入れてくださった。当時を振り返ると感謝の念が強く湧く。

その後、運営方針の異なる他の老人保健施設に異動したが、二つの施設を経験したことで更に老健の状況が理解できたように感じ、様々な思いが沸々と湧き、このホームページにブログを書くに至った。管理医師として書いたブログは、100になったところで休止した。内容に関して周囲の方々から様々なご意見をいただいた。

ほとんどは励ましやお褒めをいただいたが、「あのようなことを書いて大丈夫か」とか、「あのブログは削除した方がよいのでは」など、私のことを心配してのご意見もいただいた。大変ありがたいと思っている。

施設を異動してからほどなく、施設長の就任を経営者から熱心に依頼された。断り切れず、加療中にも拘わらず本年４月から施設長の役職を引き受けることになった。施設長に就任し３か月が過ぎ、老人保健施設に対する考え方や見方が管理医師の時とは異なってきたと感じたころ、ネクストイノベーションパートナーズ株式会社社長である篠原氏のご厚意もあり、ブログを再開することになった。

拒食していた利用者

毎朝の申し送りの時に、受け持ちでない90歳の男性利用者が拒食していることが報告され気になっていた。その利用者の主な診断は脳出血後遺症と認知症であった。

経過の概略は、もともと少食であったところ、風邪をひいて薬が投与されたのを契機に食事をほとんど摂らなくなった。今まで服用していたすべての薬を拒否し、言葉も発しなくなった。娘さんは何とか食べさせたいと利用者が好きなうどんを食べに外出したが、うどんを一本食べたのみであったと聞いていた。介護士、看護師、栄養士等がいろいろ工夫してやってくれているようであったが、いつもベッドで目をつぶり問いかけにも反応しないとのことであった。担当医は血液検査等で特に異常を認めなかったので、食べられない時は点滴を試みたが、直ぐに利用者本人が針を抜いてしまうのでお手上げの状態であった。

少しは水分を取っているようであったが、そのうちに食欲が出るだろうと期待し、経過をみているうちに何日も経ってしまった。その間に病院に紹介受診したが、検査結果は異常なく老衰と考えられたようであった。消化器系の検査は、腹痛などの症状はなく家族も希望しなかったので行われなかった。

担当医が3日ほど不在で、受け持ち以外のフロアーにも何か問題ないか行ってみた。ベテランの看護師が、あの利用者がもう2日間も食事が口に入っていないと困惑していた。食事をほとんど摂らなくなって10日間以上経過していた。看護師にいろいろと経過や現状を聞いているうちに、診察をしなければならない気持ちになった。

部屋に入ると唇をカサカサにして、横たわっている姿は老衰を思わせた。「○○さん、○○さん」と小さな声で呼んで、指で肩を軽くたたいた。目を少し開け、驚いているようであった。

「私を見たことある？」と聞くとうなずいた。

「僕の名前は○○と言いますが、診察させてください」と話した。ゆっくりうなずいてくれた。身体全体を入念に診察したが異常所見はなかった。診察が終わってから再び話しかけた。

「○○さん、食べようと思ってもどうしても食べられないのだね。皆さんがいろいろやってくれて、何とか食べようとするのだけれど食べられないのだね。娘さんも一生懸命だ。みんなのためにもなんとかと思うが、でも食べられない……つらいよなー」と言ったら、突然おいおい泣かれて私の手を握りなかなか泣き止まない。何にも言わないので、

「○○さんの状態が良くわからないので、なんでもいいから話してくれる？」。また手をにぎって涙がボロボロ出ている。

「お腹はいたくないの？」、首を振る。

「吐き気は？」、首を振る。そのうちに「胸が」と聞き取れないほどの声で言って胸をさする。

「胸が焼けるような感じなのかな？」、うなずいている。

「そうすると、胃液が口のほうに来るように感じることもあるの？」、大きくうな

ずく。

「そうなると胸がもっと焼けるのだ」と言うと、再度うなずいた。

「そうか、少し病気がわかってきたよ」

「薬をあげるけど大事な薬なので飲んでくれる?」、うなずいて再び私の手をにぎり涙する。

「身体の水が足りない状態だから点滴したいのだけど、針を抜かないと約束してくれる?」、大きくうなずいてくれた。逆流性食道炎の疑いで処方し、夜は弱い安定剤を処方した。

翌朝、点滴しているベッドサイドに行き、「どうですか」とたずねると、胸が少し楽になった感じがすると、食べられそうだと言われたが、結局その日は食べられなかった。

「点滴しているから無理して食べなくていいですよ。自然に食欲出てくると思う」と話した。

翌日はまだ朝食時に全員が揃っていなかったが、テーブルの位置に車いすで座っている。少し調子よいのかなと思い隣に座って「どうですか」と聞く。「だいぶ楽」と言われ、そしてヨーグルトを自らスプーンでゆっくりとすくい、それを食べて「おいしい」と言われた。よい顔をしている。よし、いいぞ　と思う。

その後は順調に回復し、以前より食欲もあり元気になったと聞いていた。担当のフロアーではないが時々行くことがある。離れたところで笑みを浮かべ手を振ってくれている利用者に気が付いた。あの◯◯さんであった。

老健の「パンドラの箱」

「パンドラの箱」はギリシャ神話であるが、簡単にストーリーを述べてみる。神ゼウスが、人間の女性を作らせ、その女性を「パンドラ」と名付けた。パンドラが地上へ行く時、ゼウスはパンドラに「絶対に開けてはいけない箱」を渡した。パンドラが地上に降りた後のある日、その絶対に開けてはいけない箱を好奇心から開けてしまった。箱から飛び出したのは、「禍（わざわい）」であった。

「禍」とは、「争い」「疾病」「悲観」「不安」「憎悪」「犯罪」「欠乏」などの「不幸を引き起こす原因」であった。パンドラは慌てて蓋を閉めたが、すべての「禍」は人間界に放たれてしまった。そして、閉めたパンドラの箱に最後に残ったのは、「未来がすべて分かってしまう禍」であった。そのため、人間は不幸に見舞われても、「未来がすべて分かる禍」が箱から出なかったことより、未来に対する希望を失わずに生きていくこととなった。箱に残ったのは「希望」であった。

老健にもパンドラの箱は存在するのかと、フッと思う。老健の医師像はパンドラの箱と重なると感じることがある。

老健は慢性の医師不足である。老健の医師（管理医師）の仕事は、働き盛りの医師の確固たる職種として未だ選択肢となりえていない。そのためか、管理医師は高齢者が大半を占める。ようやく探しえた管理医師に対し、施設は丁重に忖度することもある。医師にとっては、わがままが通せる環境は安易である。老健では多職種連携の重要性が言われているが、医師は連携の輪から外れた別格の存在となっていることが少なくない。様々なことで当たり前に医師に対し優遇が行われ、いつしか老健のあるべき姿とはかけ離れた組織が形成されがちとなる。医師を特別な存在としない多職種の良き連携を目指して、医療介護連携会議を立ち上げた。会議では各職種の参加者が忌憚なく意見を言えることが先ず必要である。

私は施設の職員と、利用者や家族のことなどについて、フランクに話せるように心がけている。介護士は私の息子より若い人もいる。私の経験では、彼らとの連携は先ず医師の方からフランクに話しかけ、彼らを受け入れる気持ちが必要とされる。

次第に、彼らとの会話が利用者や家族の理解に、更に医療上も必要であると、医師も職員も感じられるようになる。

この会議の発足は老健におけるパンドラの箱を開けることになり、それにより様々な反応が現れ、混乱を招くことが予想された。そして実際、そのとおりになった。どうなるかは不明であるが、箱に残っている「希望」を信じ努力したい思いである。医師である私が自ら、医師に関するタブーとも言える事柄をオープンにしたとも言える。医師が自ら箱を開けることは、老健の様々な問題点を解決に導くと思っている。

老健の真の進展は、パンドラの箱を医師も職員も開ける勇気を持ち、「希望」を信じ課題に取り組むことであろう。そして、やがて我々の施設に医療介護連携会議が存在することを誇りに思える日が来るようにしたい。パンドラの箱から出てきたものは、誤ったエリート意識や虚栄であってほしくない。

単純に不思議に思うこと

毎年1回、老健の全国的な学会が開かれている。東京でも地方会が開かれる。残念ながら私は、まだ一度もそれらの集会に参加したことがない。ケアマネージャー、看護師、介護福祉士の発表の手伝いをしたことはある。

毎年、学会の予稿集は目を通すようにしているが、多職種の発表内容は興味深い。特に、介護福祉士の良い一般演題の発表があると嬉しくなる。他の職種、特に看護師、理学療法士などはそれぞれ専門の学会があると思うが、介護福祉士はないと思われるので、老健の学会が唯一の発表の場となるのであろう。しかし何故か、多くの演題が発表される中で、管理医師の一般演題はほとんど見られないようだ。これは私自身、何となくわかる気がする。

老健の雑誌もある。内容は幅広く取り上げられており参考となる。指名されるのであろうか、様々な職種の人も執筆されており、感心させられることも少なくない。

私は老健に勤めて間もなくして、介護福祉士が存在することで他の医療機関にはない医療上の優位性を感じ、論文にして発表したいと思った。しかし、老健の雑誌には投稿規定はなかった。編集部に電話をして聞いてみたが、受け付けていないとのことであった。

先日、新たな老健の理事が決まったことを雑誌で知った。理事のほとんどがおそらく医師と思われ、不思議な感じにとらわれた。私は現場のことしか分からないが、様々なことの決定にあたり、老健では多職種の意見を取り入れることの重要性を感じている。全国的な老健の組織においても、平等に積極的に多職種の意見を取り入れることは大事であり、老健を更に良くすることに繋がると思う。

正三角形

老健は多職種により成り立っているが、そのうち医師との関連が深いものは看護師と介護職だと思う。医師、看護師、介護職の三つがちょうど正三角形のような状態にあるのが理想的だと思う。ところが、これがなかなかうまくいかない。原因は多々考えられるが、医師が老健の機能を理解できず職員は忖度せざるを得ないことがある。また、看護師が介護職を自分たちより下に見てしまうこともある。介護職はその歴史の浅さからか、なかなかプライドを持てないことなどが挙げられる。

それぞれを見ていると、老健に就職したらどうすべきなのかの教育がなされていないことに気づく。多職種の連携には会議の在り方が大変重要で、特に自分とは異なる職種とのディスカッションは、自分を成長させる意味でも大事である。そのために、各自の意見を整理して会議に臨むことが必要となる。また、相手が何を言っているのか十分に理解することも大切であり、そのための質問は当然大事なことである。良質な会議が持たれないと誤解を招いたり、相手を中傷したりすることになりかねない。そのような施設では次第に真の会議はなくなり、監査のためだけに行われ形骸化してしまう。これが当たり前になり、職員はその方が楽で良いと思うなら、その施設は将来良くなるはずはないと思う。

しばしばみられる医師や看護師の一辺が長くなり、介護職の一辺が短くなる尖った三角形ではなく、バランスのよい正三角形を目指し、会議の大事さに目覚め、足りない分野に対し協力し、時にはお互いに教育し合うことが必要と思われる。具体的な例として、経験や知識が豊富な看護部長などが介護職に対し教育することは、正三角形に早く到達できる方法と思われる。ここでいう教育とは学校とは異なり、仲間へのサポートであり、教えられる側と共に教える側も成長する。職種間のサポートは現状の多くの老健では課題であり、大変大事なことと思われる。いずれにしろ、正三角形はお互いがその場しのぎのカバーにより成り立つのではなくて、それぞれが自立した正三角形でありたいし、その上で全体では多職種が利用者と家族を取り巻く円を目指したい。

第9章

コロナ禍で

この章はコロナ禍に関するものです

新型コロナ感染症から老健を守る

　コロナ対策のため、老健で勤務する我々は戦々恐々の毎日を送っている。職員を介しての感染を防ぐために、スタンダードプリコーションの徹底を朝のミーティングで感染対策委員長の看護部長は何度も話している。施設において、もし1人でも発症したらと考えるととても不安である。利用者は高齢者で、しかも何らかの病気があり治療を行っている。かつて他の施設で経験したインフルエンザの集団発生の大変だった状況を思い出すが、コロナはインフルエンザよりズーッと手ごわい。その感染力は恐ろしいし、予防注射や有効な治療はまだない。人により症状に大きな差があり、死に至るのも怖いし、無症状の感染者が周囲に感染させることも怖い。ウイルスからいかに逃れるかであり、攻撃できない状態である。光の見えない危険な闇の中を、慎重に歩んでいるように感じる。

　ご家族の面会は、よほどのことでない限り禁止とした。禁止してもう1か月が経過して、2か月目となった。これで終わりにしたいが、果たして解除できるかどうか。利用者が家族に会えないので、メンタル面での負の影響が認められた。また、利用者に会えない家族の不満もあった。手紙などによる十分な連絡にもかかわらず、家族はほんの少しなのだからいいだろうと立ち去らず、職員は説得に苦心したことも少なくない。職員を睨みつけて帰った家族もおられた。利用者の感染防止のためには、職員の毅然とした対応が求められる。しかし１か月以上経つと、そういうこともなくなった。

利用者のために毎日行われていたボランティア活動も中止となった。フロアーを見ていると静かで、何となく利用者や職員は寂しく元気がないように感じてしまう。もともと家族の絆を大事にしたいという思いがあり、施設に長期間入所している利用者が家族とのふれあいが少ないことを憂慮していた。ほとんど利用者に会いに来られない家族も少なくない。面会禁止となり、家族との絆がさらに疎くなるのではと懸念する。今、施設として行っていることは利用者に対する思いと相反することであり、そのギャップが大きくなるのは辛い。

そんな時にご家族より、我々の大変さへの感謝が述べられているお手紙をいただいた。職員に見せたら大変感激していた。早速、平穏に過ごされている利用者の状態を含めて返信した。

新型コロナ対策下の生活

庭を見ていて、バラが例年になく奇麗だと感じた。コロナのために、休日は外出を控え家にいることがほとんどであったので、庭の手入れを良く行なったからなのだと妙に納得した。

新型コロナ対策のこの期間、日常生活は随分と変化した。今までと同じにしていたら人類は滅亡するよということなのかと思ってみたり、閉店が続いているあそこの美味いとんかつ食べたいと思ったり、フッと思うことにも今までと異なってきたことを改めて感じる。

学校が始まらないので、近所に住んでいる孫たちとの関係にも影響がある。マスクをして来て、あまり私に近寄らず、用事が済むと直ぐに帰るようになった。もっと話をしたいのだが、私のことを気にかけてくれているのである。

所属している学会などもすべて中止となった。この数年、年齢のことも考えてそろそろ引退しようかと迷っていたのであるが、これを機会にもう学会には出席することはないであろう。以前は学会に行くと煩わしいぐらい色々な方にお会いしたのだが、今は知っている医師に滅多に会うことはなくなった。

　家にいるとき、宅配便が来た時にもマスクをして玄関に出て対応するようになった。配送する人もマスク姿である。通勤中も施設でも、常にマスクをしている。外すのは昼食時のみである。マスクをしていると職員の顔の表情がよくわからない。面談でもご家族もマスクをしている。話すときは顔の表情を見て、納得してくれているか、まだ、腑に落ちないのかなど、微妙な表情の変化がわからないのは、会話によるコミュニケーションにどれぐらい影響するのであろうか気になるところである。ご家族も、私を知るうえでマスクは妨げになっていると思う。日常生活で相手との二つのマスクを介しての会話は、これがずっと行われるのなら、まだわからないが影響は少なくないと思われる。数か月間家族の面会が中止となった利用者へのマスク姿による影響は今のところ明らかでないが、マスクをしているので難聴の利用者には普段よりさらに大声で話すようになった。

　色々な所へ行きたくても行かない状態が続くと、行かなくても気にならなくなり、行く必要も感じられなくなるものだ。レストランに食べに行くのも家で美味しいものを食べればそれで満足であり、なければないで他の美味しいものを見出すものだ。食べる機会がなかった卵かけご飯を、子供の時を思い出し、食べてみたらおいしいので頻繁に食べるようになった。休日に料理をたびたび自分で作るようになった。自分の生活の変化を考えてみると、飲食業に携わる人は大変だろうと心配になる。

コンサートやスポーツのライブ中継は行われなくなり、テレビを長時間見ることはなくなった。テレビでは昭和に作成されたと思われる時代劇の再放送が多くなり、よく見るようになった。ストーリーがしっかり組み立てられており、俳優の演技やタテもうまい、映る風景も懐かしく美しい。懐かしいスターや、現在活躍している俳優の若い頃の映像を見て感激することもある。

世界的な新型コロナの感染拡大による有事の時期に遭遇したことは稀有な経験として捉えているが、精度の高い検査キットの開発、早急なワクチンの作成などが待たれる。もし、この状態が長引くなら、我々の生活や文化は今後どうなるのであろうか。

コロナ禍により朝のミーティングを中止

今のところ、私のいる施設は新型コロナの感染者は幸いにも出ていない。しかし感染防止に極力努めているつもりであるが、常に不安はつきまとう。これだけ流行が長く続き、しかも晩秋となり再び感染者の増加を知らされると、いろいろと考えてしまう。冬に向かい、ウイルスが活動するには好条件の環境となっていく。

人が集まることは中止、面会も中止など様々なことを行ったが、各部署から参加する毎朝のミーティングだけは継続していた。主に夜勤看護師の報告やケアマネ、相談室からの入退所の報告、介護職員などの欠勤者によるフロアーの対応などの報告が、毎日約15分間行われていた。

「密」だという声もあったが、職員はそれ以上にミーティングの必要性を感じ継続していた。集合する部屋は出来るだけ換気に心がけていたが、気温が下がり寒さを感じるようになり、さらにインフルエンザの流行も気になる季節となった。改めて考えてみると、やはり「密」なのである。

思い切ってミーティングをやめることにした。各部署の連絡、報告などは各部署に任せることにした。その代わり、十分スペースのある1階のフロアーで、中止していた月1回の職員全員参加の朝礼を再開した。コロナ禍以前は円陣を作り、円は小さいほうが良いと密に集まっていたが、今までとは異なり個々のスペースを十分にとりマイクを設置した。必要な時は臨時に開催することにした。連携のために必要であったミーティングの中止は残念だが、これにより各自の自覚を促し、連携がより確かなものになればよいと思う。また、パソコンの活用も即刻考えなければならない。

私は朝礼で今後の方針を話し、終わりに、コロナの影響がありますが、このような状況の時は各自が物事をよく考えて改革、改善の契機にしたいと思います、「災い転じて福となす」、色々と思い切って変えていきますのでご協力お願いします、と述べた。

新型コロナ感染症と介護職員

昨年は新型コロナ感染症対策に追われた年であった。勤務している介護老人保健施設（老健）では、新型コロナ感染症（コロナ）の危険性を何度か感じたことはあったが、施設内に感染者を出さないですんだ。職員の多くの協力を得てかなり厳格な対応を行ったので、私は職員の底力によるものと感じた。家族の面会中止は継続されていた。

ところが、年末から無症状で微熱が認められた90歳の長期入所者が、抗菌薬投与にもかかわらず正月から高熱を認めた。正月で検査会社は休みであった。精査が必要と判断して、直ぐに関連病院に入院を依頼した。ところが、胸部レントゲン所見でコロナの可能性がありと判断され、基幹病院に転院となりコロナと診断された。通常勤務が始まった1月4日のことであった。

そこから施設は大変な状態となった。同じテーブルで食事をしている利用者について抗原検査を行い、3人が感染していることが分かった。その5階フロアーは全員が個室なので、そのまま隔離を行うことが出来た。後日、フロアー全員にPCR検査を行い、そのほかの利用者は陰性であった。

翌日の1月5日に、3階のフロアーから微熱の利用者が数人認められ、抗原検査を行ったところ、全員が陽性と判定された。3階は大部屋であり認知症の利用者も多く、隔離などの対応は困難であった。その後、そのフロアー全員にPCR検査を行った。保健所の指示を得ながら対応していたが、感染の拡大は早く、そのフロアー全員がほぼ感染していることが分かった。救急搬送するような重症者でなければ入院は出来ないということであり、ほとんどのコロナの利用者は施設で対応することになった。外部からの感染は当初考えられなかったが、後日、感染経路を想定することが出来た。対応しながら老健の宿命的なものを感じた。

職員全員にも早期に抗原検査やPCR検査を行ったが、残念なことに介護職員が最も多く9名にコロナが認められた。介護職員は普段から身を挺して介護を行っている。認知症で理解に乏しく、しかも耳が聞こえない利用者が多いので顔を耳に近づけて大声で話をする。食事介助も接近して話しかけ丁寧に行う等、どうしても感染リスクは高くなる。

フロアーがクラスター状態になっても介護は継続された。万全な感染対策を行いながら、今までと同じように利用者に対応する介護職員を見ていると、本当に頭の下がる思いがするし、畏敬の念を感じ、同じ施設に勤務する者として誇らしく思った。

テレビでコロナに関して多くの専門家がコメントしている。新聞などを見ても同じようなことが言われている。しかし、介護職員の働きについて伝えているのをあまり見聞きしない。介護施設でコロナの集団発生が報道されると、あたかも施設に何か不備があったのではと捉われがちである。テレビなどで医師や看護師の活躍を報じたものはあるが、この状況にあって高齢者の介護という重要な任務を行っている介護職員は日陰に存在しているように思うのは、穿った見方なのであろうか。感染者の多数いるフロアーで黙々と利用者に対応してくれている介護職員を見ていると、利用者に対する深い献身的な思いや施設に対する責任感と共に、彼らの勇気を感じる。

コロナ禍でなくても、高齢化社会にあって、彼らはもっと注目され、大切にされていいはずだ。彼らが報いられることはないのであろうか。一日も早く施設を通常の状態に戻したいと強く願った。

新型コロナ感染症（コロナ）対策について管理医師のつぶやき

残念なことに、施設内でコロナのクラスターが発生した。そのため、70人近いコロナ感染患者を診ることになった。印象深いことは、とても感染力が強いことで、もう一つは無症状の者から重症化し緊急で入院となった者まで臨床像が多様であるということである。実感としてコロナに関しては大丈夫という先入観は通用しない、とにかく検査を行なってみることが必要であると思われた。多くの者で、ウイルス感染症が疑われるＣＲＰの異常と白血球減少が認められた。

１例目の感染者を認めたことより、直ちに濃厚接触者を特定し抗原検査を行い、さらに利用者の全員にＰＣＲ検査を行った。その結果、４フロアーのうち３階はほぼ全員の利用者に感染を認めた。一方で４階の全利用者にはコロナは１人も認めなかった。他の２階と５階のフロアーは数人のコロナを認めた。各フロアーの感染状況が明らかになったことにより、消毒、隔離や職員の配置など的確な対応が可能となった。

大変な状況の中で、管理医師としていろいろと考えさせられた。現在、国によるいろいろな対策が行われているにもかかわらず、ほとんどはエビデンスが乏しいために説得力に欠け徹底されていない感がする。国民もピンとこないのであろう。飲食店等が問題にされ、いろいろな制限がなされているが、飲食店には従業員にも客にもコロナがまったくいない所もあるだろう。感染者がいないならば、従来と同様に楽しく過ごしてなんら問題はないと思う。

施設での対応で、検査を駆使して、早期に見えない敵コロナの実態をつかむことは大事であると感じた。実態がつかめなければ、感染者のいない4階も多数の感染者のいる3階と同じように対応せざるをえなくなり、マンパワー不足の問題が生じ、職員の不安は増すばかりであったであろう。

現在、抗原検査、抗体検査、ＰＣＲ検査が可能になっている。抗原検査は鼻からの粘液を採取して、15分ほどで結果が分かる。陽性であれば、短時間で隔離などの対応が出来る。最も信頼できるのは、ＰＣＲ検査である。抗原検査で陰性であっても、疑わしいなら即ＰＣＲ検査も行う。当然、濃厚接触者も行う。検査は安くはないが、この際ケチってはならない。抗体検査も今後、更に有用になると思う。抗体があることは感染したことである。抗体があることはコロナに罹るリスクが低くなるのか、検証が必要である。もしそうなら、大変有効な検査である。ワクチン接種により抗体が得られた確認にも必要と思われる。

これら三つの武器を駆使して、有効なワクチンが出来るまで、何とかコロナに対応していくことであると思う。ＰＣＲ検査は唾液で測定されるので、負担にならない。検査会社では数時間で結果が出るので、翌日には結果を得ることが出来る。ＰＣＲ検査を身近で誰でも国の補助などで安価に受けられるシステムが早く出来るようになれば良いと思う。安価なら一人の人が何回も受けられ、陰性ならネームプレートのような証明書を得られるようにして、飲食店であれば店員は首から下げて提示、客も提示して確かめ、その上で現在行っている体温測定、手指の消毒、マスクを徹底する。

それぞれが検査をして異常がないことを確認しあい、コロナ禍前のように音楽、芝居、など楽しめばいい。学校などは全く休む必要もないし、休んではいけないと思う。

実態がないゆえにおびえるより、現在可能な検査を駆使して、少しでも実態をつかみ、それに即して対応しても良いのではと思う。症状があれば受診するが、症状の軽度な人や無症状な人が問題なので、ＰＣＲ検査を行い感染症の有無を明らかにするのである。

コロナ禍での利用者と家族

私は老健に勤務して10年になろうとしている。従事する直前にがんに侵されていることがわかり、主に治療の副作用と闘いながら働いてきた。昨年の12月に、不覚にも敗血症の疑いで緊急入院となった。高熱と検査データがあまりにも悪いので、リカバリーは難しいかと思ったが、幸いにも退院できた。入院中、改善傾向となり少し楽になると極めて退屈であった。当初は更なる感染防止のために面会謝絶であったが、面会が出来る状態になっても、病院はコロナ禍のために家族の面会は全面禁止であった。ようやく退院し、正月明けに勤務を開始したが、施設で新型コロナ感染症が蔓延しパンデミック状態となり、大変な思いで鎮静化することが出来た。

ようやく施設が落ち着いた状態になった頃、私も本来のペースを取り戻していた。

そして、自分の入院経験を踏まえて、利用者と家族について改めて考えるようになった。施設ではコロナ禍になって以来、家族の面会は禁止していたが、パンデミック後は更に厳しい感染防御対策がなされ、家族は全く施設から消えてしまったかのように思えた。私が入院中に経験した心細さ、家族に会えない悲しみやもどかしさなどの感情が、利用者のことを思うと蘇り重なり合い、何とも言えない気持ちに陥った。

利用者は、私がそうであったように、急に家族に会えなくなった当初は様々な感情が湧いたと思うが、時間の経過と共に家族のことを考えないようになっていったと思われた。今から思うと、入院中、私は妻や家族のことを考えないように自分を導いていたように思う。これは悲しみや寂しさなどから逃れるためだと理解するが、同じようなことが利用者にもあるのではないかと思った。

家族に会いたい思いから精神状態が不安定になった利用者もおられたが、しばらくすると何事もなかったように平静を取り戻し、いつもと変わらず淡々と過ごすようになっていった。しかし、家族との面会がままならない状態が長期になるにつれ、私の中に新たな心配が生じた。家族と会えない期間が長引くことで、認知症の利用者が家族のことを忘れてしまうのではないかという恐れであった。

そして、それは果たして現実となった。老衰が進み終末期の状態となった利用者をお元気なうちに家族に会わせたいと思い、感染防止に十分注意を払い家族に会っていただく機会を設けた。15分ほどの面会としたが、ほとんどは利用者も家族もとても喜ばれ、会わせてあげて本当に良かったと思ったが、利用者によっては面会時に車いすで眠っていたり、全く家族を忘れてしまった利用者もおられて、家族がガッカリして帰られたこともあった。また、家族も〝去るもの日々に疎し〟なのか、家族が利用者から気持ちが離れてしまったことを痛感することも経験した。そのたびに、私たち職員はなんともやるせない気持ちとなった。

新型コロナの感染力は恐ろしいが、それにより残り少ない人生となった利用者が家族と離れてしまうことは、人間としてなんと恐ろしいことであろうかと思ったりもした。高齢者は家族と共にすごすことが大切だと思っているが、コロナ禍の経験を通して、老健に従事する我々は家族の大切さを考え直さなければならない時なのかもしれない。そして、ここらで老健とは何かを再考してみることが求められているると感じている。

家族の力

私たちの施設では、病態が老衰を主にする利用者の「看取り」を積極的に取り組む方針である。利用者がその人らしい最期を迎えられるように、そしてご家族にも満足していただけるか試行錯誤している。

現在、コロナ禍で、施設は長期に家族の面会は禁止となっている。終末期の状態になったとき、看取りのために全室が個室である5階のフロアーに移動してもらうことに決めた。個室料金がかかるので、ご家族にも了解していただくこととした。コロナ禍になってから決めたのであるが、その利点は個室であると施設の構造からご家族が他の利用者と接触なく部屋に行けるため、マスクなどの感染防御対策を行えば、ご家族が希望されるならいつでも面会を叶えることが可能となるからである。施設としては、個室が埋まることは経営上も利点があると考えられた。

しかし、いざ行うとなると、多床室から個室に移す時に担当医の私は今までとは異なったことに直面することになった。それは、ご家族の経済的なことも考えなければならなくなったのである。ご家族によって、個室料金はかなりの負担である。個室に移られてから亡くなるまで短期間なら問題ないと思われるが、なかなかそうはいかない。何とか苦痛なく過ごさせたいという思いから、点滴などの苦痛のない治療は継続する。医師としては出来るだけ長く生きていただきたいと願うし、ご家族の願いもそうであろうと思う。

実際、老衰の予後判定は難しい。今日明日にも看取ることになると思っても、波のように何度もリカバリーを繰り返すことを過去に何例も経験した。老衰で食べることも出来ず点滴も困難となり、もうそろそろですと告げてから2カ月ほどして亡くなられた経験もある。主治医として多床室から大部屋に移すタイミングに苦慮するのである。経営者にお願いし、看取りの利用者に限って個室をフリーにしていただいた。

その後、ほとんど同時に2人の90歳前後の男性利用者を各フロアーの職員の意見も聞いて5階の個室に移動した。一人はがんに罹患しているが、がんより老衰の進行が主であり、日により食事摂取も出来ないので点滴を頻繁に行う状態であった。個室に移り、コロナ禍のために長期に会えなかった奥さんが面会に頻繁に来てくださった。アルコールが好きだったと、ノンアルコールのビールを持ってこられた。利用者は美味しいと飲まれ、またみるみる生気を取り戻し、食事も少量ではあるが食べられるようになった。しっかりした会話も出来るようになり、明らかに活力を感じられた。

もう一人はがんの疑いがあるが、老衰傾向著明で、今までの食事も出来ず誤嚥の可能性もあるので味を楽しむ程度の食事にしている。5階に移した時は1週間持つまいと思われた。ベッドに横たわっている極端に痩せた利用者の姿は、部屋に入ると呼吸をしているか心配になるほどであった。5階に移り、息子さんご夫婦や車いすの奥様が面会できるようになった。息子さん夫婦は個室なので音楽などを聴かせたいと思ったのであろう、カセットラジオを持ってこられた。家族と面会できるようになってから、診察に行くとしっかり目を開き会話をされるようになった。

　二人の利用者はもう長くないであろう。しかし、一時的なリカバリーはご家族も5階の職員も感動し、他のフロアーの職員間でも話題となった。ご家族は個室に移ったことを大変感謝された。私は改めて家族の力や大切さを感じたし、個室料金を免除してくれた経営者に感謝の念を持った。

高齢者に高度な優しい病院

　私は後期高齢者で、がん患者である。月2回は病院に受診する。病院は大病院で患者さんのことがよく考えられており、出来るだけ短時間に様々な手続きが行われるよう工夫がされている。それでも家に帰るとひどく疲労を感じ、早々に横になってしまう。最近は一人で通院はとても困難で、妻が車で送迎し付き添ってくれる。

私は座っており、妻は会計や病院の外にある調剤薬局に行ってくれる。ほぼ同い年の妻も、付き添いでかなり疲れるようである。病院受診は、元気でなければなかなか難しいと実感している。

老健では、利用者が専門医への受診が必要な時はご家族に電話し、受診理由を説明し納得していただき、紹介状を書いて受診していただく。出来るだけ受診日は午前中の早めに受診していただくのだが、ほとんどは初診なので施設に帰ってくるまで長時間を要する。9時ごろ出発し、午後3時過ぎに帰られることもまれではない。昼食などは何か食べたかと、とても気になる。コロナ禍でもあり、出来れば受診をさせないように老健で出来ることをするのであるが、どうしても受診せざるを得ないこともある。若い時には、病院に長年関わった私がそうであったように、高齢者の病院受診の本当の辛さはわからないと思う。超高齢化社会となり、大病院は高度な治療を目指すと共に、高齢者に対しては疲労しない高度な優しさを目指してほしいと願うものである。同時に老健では、日頃医師がご家族とよく話し合いをもち、高齢者に添った医療について理解を高めておくことも必要と感じる。

コロナ禍での変化

前回、このブログに掲載してから、気が付いたら約半年が過ぎてしまった。体調を崩したこともあるが、大きな理由はやはりコロナの影響によると思う。ブログに書いてみようかなと思っていると、施設が突然コロナの発生に見舞われる。

最近の傾向は、職員および職員の家族、新規の入所者に感染を認める。そのほとんどは、自宅から来られた入所者に認めた。特に短期間を利用するショートステイの利用者に認められた。

新規利用者はコロナに感染しているものと思って対応しよう、と職員には伝えている。利用者が入所すると、直ぐにＰＣＲ検査を行う。発熱などの症状があれば、直ちに結果が分かる抗原検査も行う。入所日から翌日まで個室対応で隔離し、翌日の午前中にＰＣＲの結果が出るので、陰性なら隔離解除としている。陽性の利用者の中には、自覚症を全く認めない人がいる。不思議なことに、ご家族にも陽性者は見当たらないことがある。利用者は高齢で行動は限られており、無症状でいつもと変わりないので、このような人が多ければ蔓延してしまうことは仕方ないと思う。

陽性の人が見つかると、慣れたとはいえ、色々と気になる。職員や他の利用者に感染していないかなど懸念する。

防御しているとはいえ、少しでも感染の可能性のある職員や利用者にはＰＣＲ検査を行う。翌日、全員陰性の結果を得てホッとする。職員は当然だが、職員の家族が感染すると濃厚接触者として休まなければならず、施設は人手不足となり頭を悩ます。小さいお子さんがいる人は、保育園などがコロナで閉鎖されると、子供を見るために仕事を休まなければならない。通常の業務にコロナに関する諸々のことが加わると気分的に余裕がなくなり、ブログに書こうと思っていることも忘れてしまう。振り返ると、数か月もすると書くことすら忘れてしまっていたのだ。

考えてみると、コロナ禍の中で随分と私の生活も変わった。全体的には生活が極めてシンプルになった。コロナ禍となり、その間に親戚が何人か亡くなったが、いずれも家族葬で葬儀は行われなかった。時間を作って葬儀に行くよりも、自宅で静かに故人を偲ぶのもいいなと思うようになった。学会も開かれず、行くことはなくなった。もう研究はリタイアーしているので、惰性で参加していた学会に参加しない快適さを感じるようになった

外出も極端に少なくなった。休日も人が多く集まる場所は避けるようになったし、

外食もごく限られたレストランのみで、家での食事がメインとなった。時間的な余裕が出来たためか、食事を作ることに興味を覚えるようになった。ネットでレシピを検索して作り、意外とおいしく出来た時はうれしいものだ。時には大量に作り、息子や娘の家族にあげて、どのような評価を得るかも楽しみである。孫がたくさん食べた、孫から美味しかったなどとメールを貰うとすごくうれしいものである。

施設でも忘年会や新年会など、少人数の会食さえも行われなくなった。友人などに誘われることもなくなった。自分の生活ペースを乱されることはほとんどなくなり、当初は寂しく感じることもあったが、年寄りの私にはこのことがとても快適に思えてきた。気が付くと、毎日同じ時間に妻と夕食をしているようになった。

当初は気になって煩わしかったマスクも、すっかり慣れてしまった。マスクなどしなくてもよいときでも、マスクがないと何となく落ち着かなくなってしまった。電車などでマスクをしていない人がいると気になるようになった。でも、マスクを着けている社会は心配である。気が付かないが、人と人とのコミュニケーションの妨げになっているのは確かである。施設で家族との面談、利用者と接することに障害となっていると思う。言葉と共に、その人の表情から感覚的に様々なことを察知していたことを再認識する。人としての感覚に影響しているのではないかと懸念する。

コロナ禍の状況に加えて、ウクライナのことが勃発した。戦争をやっているどころではないと思うのだが、やはり人間の愚かさは宿命的なものなのであろうか。日常のニュースでは、いじめ、虐待などの陰湿な犯罪が多くなったように思われ気になる。

庭の木に取り付けた巣箱にシジュウカラが宿った。ソファに座るとガラス越しに良く観察出来る。頻繁に出入りし巣作りに励んでいる。こんな時であるからなのか、小鳥の懸命さにとても感動を覚えた。

第10章

老健への尽きぬ思い

この章は老健のあるべき方向性や
未来像について述べてあるものです

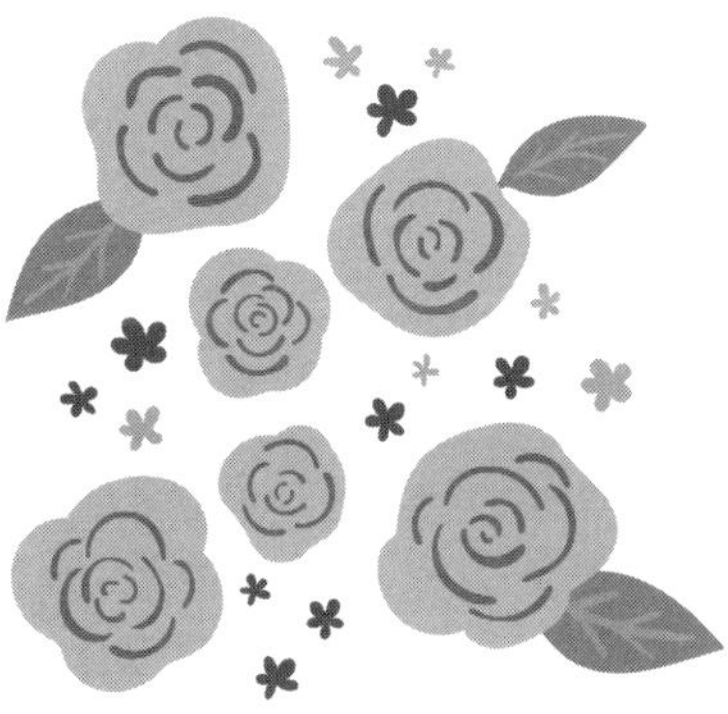

老健の医師（管理医師）について再考し新たなステップへ

施設長に就任してそれほど日が経っていない私が思い描く老健における医師像は、管理医師として勤務していた頃と比べかなり変化してきた。良い医師に来てもらいたいということは、老健の経営者や職員の強い願望である。施設長として管理医師の時に関与しなかった組織の運営に携わるようになり、今の立場から管理医師について再度考えてみた。

老健のほとんどの医師は、過去にそれぞれ医学の道を歩み、その後、管理医師に就いたと思われる。管理医師として新たに出発するのであるが、この時、過去にとらわれず、管理医師を一般の医療施設の診療科とは異なる専門性ある職種と考えてはどうであろうか。そう考えることにより、医師は目標を描いて管理医師として成長し、老人保健施設の発展に寄与することになると思う。

以前、私が描いていた管理医師像は、内科専門医として経験した延長線上に位置していた。同様に個々の医師も当然、こうあるべきという医師像を描いていると思うが、それらの医師像は老健の経営者や職員、さらには利用者や家族が望む医師像とは必ずしも一致しない。

老健での医療は、医師の資格を持っていれば誰でも対応可能であると思う。例外はあるが施設に入所する利用者は、医療施設で多くは診断され治療方針が決まっていることもあり、医師は管理医師として勤務し3か月ほどで日常の業務に慣れ老健での医療上の管理が可能となる。ほとんどの医師はその間、利用者のために自己学習に励むからでもある。

老健では、入院依頼を含め医療上困難と思われるときは、臆することなく関連病院などに受診を依頼することが出来る。また、私の知る老人保健施設においては、医師に対し看護師をはじめ多職種の職員は協力を惜しまない。そして彼らに教えられることも少なくない。

大事なことは、老健が求める医師像は、風邪を引いて発熱、咽頭痛などの症状を訴えている利用者を職員が伝えたときに、直ちに丁寧に利用者に対応し診察してくれる医師であり、「カゼだろ」と利用者のところに行かず聴診器を持たず処方箋のみ書く医師ではない。

漠然とした表現であるが、医療にはサイエンスのみではなくアートの部分が必要と言われている。老健では医療の医学的知識、つまりサイエンスが必要なのは当然であるが、それ以上にアートの部分が大きい割合を占めていると思う。

アートの部分とは何であろうか。医師としての経験と共に、高齢者を敬う気持ちや愛おしく大切に思う心から発するのかもしれない。利用者や家族および職員に対する医師の誠実な対応は、行われている医療以上の良い効果を利用者のみならず、職員にも与えるものである。このようなアートの部分を必要とする医師としての仕事は、最先端の医療現場では少なくなっている。しかし、老健では大切なことなのである。老健の管理医師はどの分野の医師でもなりえるし、老健の医師がここで言うアートの部分の重要性を理解すれば、大変やりがいのある職種である。

老健の利用者は高齢者であり、その家族もまた高齢者であることが多い。高齢者医療は、現在の医療の枠内に収まらない未知の事柄が少なくない。

老健の大事な役割として、在宅復帰および支援、看取りがある。老健において医師は、在宅復帰に際し家族の絆の大切さを説くこともある。また、終末期を迎えた利用者の家族と様々な話をすることもある。そのようなことを行なった時に、医師として若い時の自分では出来なかったことが、齢を重ねたことにより出来るようになっていると感じることがある。

管理医師はそれぞれの医師が歩んできた様々な人生経験が生かせ、医師としての在り方が施設に大きな影響をもたらすことのできる専門性の高い職種と私は考えている。老健に多くの医師が参入することは、高齢者の医療、介護、看護、リハビリ等の分野を発展させることに繋がると信じている。

介護士諸君、もっと胸を張れ 医師たちよ、介護士さんともっと心開いて話をしよう そうすれば老健はもっと良くなる

その利用者は高齢の認知症の女性であった。ご主人と息子さんがおり、家族としての絆が感じられ施設の決まりに協力的であった。以前、認知症の様々な周辺症状が出現し、施設として対応困難となり精神科を専門とする病院に治療目的で入院した。老健で介護を受けることが可能となり、病院から再入所された。ところが、入所後しばらくして活気がなくなり、嚥下障害が認められるようになった。薬剤の副作用を考えて継続投与されていた抗精神病薬を減量したところ、幸いにも改善を認め、落ち着いた状態となっていた。

数か月が過ぎ、看護師から最近、主に夜間に徘徊、自分の便をこねて部屋などに

放置、盗食（他の人の食事や飲み物を取ろうとする）などの症状が現れ、ますます酷くなっていると報告を受けた。昼間は比較的おとなしい様子で落ち着いていると思っていたので、現状を知らなかったことに対し忸怩たる思いが湧いた。直ぐにそばにいた介護士にも聞いてみた。介護士は戸惑っていたようであったが、あれこれ率直に話してくれた。

「大変だね」と言うと、「とても大変です」と言われた。『大変です』という言葉を聞いて胸痛む思いがした。そして「何故、私に今まで伝えなかったの」と尋ねた。「先生に直接言ってもよろしいのですか?」と言われた。『当然でしょう、みんなで連携して行っているのだから』と声には出さず思いが湧いた。

数か月前より受けもったフロアーは、今まで介護士が医師に直接伝えることはなかったようであった。他の老人保健施設を経験した介護士等も、医師と話すことはほとんどなかったようであった。また、役職者に介護困難を伝えても「個々の介護士の対応の問題では」と思われてしまうことが多く、「何を言っても変わらない」という声も聞いた。

私はその日、報告された利用者について同じフロアーに勤務していた介護士、看護師の全員に状態を聞いて後、再入院が必要と判断し、すぐに家族の了解を得て入院の手はずを整えた。直ぐに入院の判断をして行動したことは介護士に何らかの変化を及ぼしたようで、その後、介護士が「先生、今日○○さんは顔が浮腫んでいるようです」等と伝えてくれるようになった。

多くの介護士は、大変な利用者に対してもたんたんと介護を行ってくれる。とても尊い良いことなのであるが、彼らは耐えることが当たり前になってしまっているのではないかと懸念する時がある。家族が介護を放棄するぐらい大変な利用者の介護を行っていることも少なくない。

介護職は耐える仕事ではない。耐えることは改善や改革に結びつきにくい。介護の過程で何か問題があれば、ヒヤリハットや事故報告書を書くことになっている。ほとんどの老健の利用者は100名以上の高齢者であり、毎日の日常生活で何もないことはない。そして報告書などは、介護士が忙しい中、時間を割いて書くのであるが、本来の目的である報告内容の背後にある問題点を検討し改善がなされないなら、単に報告書は罰則的な域を出ない。東京都などにより行われる実地監査で指摘されないようにするためであり、介護士が耐えることで済まされてしまうことはないのであろうか。

どんな仕事も大変だ。しかし介護職を考えてみると、利用者は実に様々で、限られた人数の介護士の介護業務のキャパシティーを判断する基準を作ることが難しく、客観的評価はしにくいであろう。一つのフロアーを限られた人数の介護士が業務にあたるのであるが、フロアー全体の介護困難度も変動するので評価がしにくいと思われる。だからこそ、様々なことについての問題点を考えることが必要であると思う。改善がなされないなら、真面目に仕事をする介護士の負担は増し、離職に繋がるのではと懸念する。

介護士さんに伝えたい。「諸君の行っていることは尊い仕事、卑下することなく誇りをもって胸を張れ。自信をもって考えや思いを発信してほしい。それが介護領域の改善に結びつくと思う。我々介護に携わる医師も、高齢者における介護の重要性と共に介護士の大切さを認識し、医師が彼らとコミュニケーションを持つことを心掛けることは、日常の診療のみならず介護分野の発展のためにも必要だ」と、1か月分の少なくないヒヤリハットの報告書と事故報告書に目を通し捺印しながら思った。

フロアーのステーションで、介護士と利用者の状態について話していた。介護士が離れた後、傍で仕事をしていた若い看護師が「ドクターが介護士さんと話をしているのはとってもいい感じ」と言われた。不意に言われたのであるが、これだなと嬉しい思いがした。

老健の職員に思う

我慢する仕事ではない。

介護の分野の仕事は、何故か耐えるイメージがある。何かの目標に向かって進むとき、多少の忍耐は必要だと思うが、介護の仕事は様々な利用者およびその家族がおり、日々それらに対応することに精いっぱいで余裕がなく、目標が立てにくいこともあるようだ。更に職員が体調を崩し休んだりすると大変だ。疲労の蓄積は、よく考え目標を掲げることの妨げとなる。どうしたら効率良く日常の仕事を行い、利用者にゆっくり寄り添う時を作るかは大切な課題である。介護の仕事は我慢する仕事ではなく、もっとやりがいを感じ、日々ほのぼのとした嬉しさや楽しさのある仕事だと思う。どうして我慢する仕事のイメージになったのであろうか。

お詫びをいう仕事ではない。

介護職員と仕事をするようになり、よく耳にする言葉に「すみません」があった。利用者が転倒する。家族に電話を介護職員がしている。何回も「すみません」の言葉が聞こえる。高齢者は転倒しやすい。限られた人数で利用者を看ているのであるから、仕方ない転倒もある。家族と職員が転倒しやすいことを共通の認識とし、もし転倒してしまったら、先ずは医師の診察、そして家族への報告であるが、転倒してしまったことを家族と共に残念に思い、今どのような状態なのかを伝え、骨折疑いあれば即受診、そして、どうして転倒したかよく調べ、その上で今後の対策を話せると良い。家族によっては、老健に入所しているのに転倒したことに怒りや不快感を露わにすることもあるようだ。お詫びよりも起こってしまったことに対し冷静に対応し、家族の心情を推し量るとともに今後の対策を検討したいものだ。介護職員とこのことを話すようになり、「すみません」の言葉を耳にすることが少なくなった。

家族に迎合する仕事ではない。

色々な家族がおり、何かと注文を付ける家族もいる。そんな時に「はい」とか、「わかりました」「すいません」と、家族の要求に対し理不尽と思っても流されてしまう職員もいるようだ。その結果、わがままな家族やクレーマーに苦慮することがある。限られた職員で利用者を公平に看てあげなければならないことも必要であり、家族に対しては柔軟な、そして的確に対応できるように、職員間の連携と職員自身が日頃老健における介護について考えておくことが必要であると思う。家族に教育出来るぐらいの立場になってほしい。

言葉のニュアンスが難しいが、介護職は一般に言われるサービス業とは全く異にするものと思う。

老健における医療、それは病院とは異なることを知る必要がある

病院は医師を頂点とするヒエラルヒーの世界である。そのほうが医療上有効である。看護師は医療においては医師の指示のもとに働く。看護師と医師の職種の区別は明確である。

老健はどうであろうか。利用者、家族を取り巻くように、各職種が同じ平面上に位置することが求められている。医師と看護師との関係も、お互いを尊重した連携が必要である。そうでなければ、医師1人で100人の何らかの疾患に罹患している高齢者を診ることは不可能である。また夜間、医師は不在なので、利用者が急変時には看護師が采配を任される。このようなことから、看護師は医師のパートナーと言っても過言でない。パートナーである看護師は医師の足りない部分を補ってくれるし、看護師の意見を聞いて医師が医療の指示を出すこともある。これらは老健

という医療環境の中で、利用者に間違いのない有効な医療を行うために必要なことである。

病院で当たり前に行われている医療が、必ずしも高齢者にとって適応とはならない難しさがある。介護上の問題や、高齢および認知症に由来する様々な症状に対する対応は、老健で働く医師や看護師、介護士の連携のもとで行われるのであるが、良き連携を構築することは老健の医師にとってやりがいのあることであり、連携にあたり介護職員も医療の戦力となりえることを医師が知ってほしい。高齢者や認知症の個々の利用者に関して医師が知り得ぬことも多くあり、様々な職種の意見を取り入れて医師は結論を出すことになる。認知症の高齢者や終末期の高齢者は、通常の医療通りには行かないことが少なくない。既存の医療にそぐわない高齢者医療は、管理医師の専門性が発揮できる領域と言える。

管理医師には他の職種の意見を真摯に聞く度量が必要とも言える。もし、老健における医師が病院と同じような考えであるなら、多くの混乱を招くと思われる。老健では、必ずしも臨床に精通した医師が管理医師として勤務しているとは限らない。この場合、施設の医療が円滑に行われているとしたら、医師と主に看護師や多職種の信頼と連携がうまくいっている賜物であり、医師が看護師などに依存するのではなく、その点をよく理解しているためであると思いたい。

老健での医師は、パートナーである看護師の理解が得られないことは行わないと考えたほうが良い。これは一人の医師が多くの利用者を診られないことだけではなくて、老健における高齢者医療は医師だけで判断出来ないことが少なくないからである。看護師を主に、多職種の連携により、可能な限り利用者に適した医療を提供したい。こう考えるのも、病院と異なる老健であるからのことである。

病院とは異なる老健の医療の不明確さが、老健の在り方や医師、看護師、介護士などの人材不足や離職に無関係とは思えない。私たち老健に勤務している医療従事者は、過去に従事した健康保険領域の医療を引きずって介護保険の領域に従事しているのではないであろうか。介護を必要とする高齢者や認知症医療は、病院やクリニックで行われる医療とは異なることをよく考えて歩む必要がある。

老健の役割について在宅復帰、在宅支援と共に看取りを主にして考えてみる

老健は在宅復帰、在宅支援を目指すことが主な目的とされている。しかし、いま

までの経緯や現状を考えてみても、老健の意義はいまだスッキリしない感は拭えない。施設として老健の本来の目的を達成することは、なかなか困難である。介護制度では、在宅復帰を目指すようにと、主に在宅復帰率により老健の介護報酬はランクがつけられているが、施設は在宅復帰率以外の要件を満たし介護報酬が得られるように知恵を絞らなければならない状態である。

家族に対応してみると老健を十分に理解されていないことが多いし、説明しても理解してもらうことが難しいと感じることもある。老健の役割を分かりやすくすることは、利用者や家族がどのような介護施設を選択するかの判断や入所後の心構えが得やすくなり、更に若い人が老健の介護職を目指してくれることに繋がるのではないかと思う。現状は病院の医師も利用者も老健を良く分からないで紹介され入所されることも少なくなく、入所当初から家族は老健の意義とは全く反する考えのこともあり驚かされる。そのような入所希望者も、施設は経営にとって最も大事なベッド稼働の維持を考えて、ほとんどは入所となる。

そこで、老健を容易に理解してもらい有効に利用してもらうために、老健での看取りを前提に在宅復帰を理解してもらうことはいかがであろうか。入所し介護を受けながら、リハビリ治療を受けて後、家に帰り家族と共にある期間を過ごし、そして再び老健に入所し、その後、家に帰ることを施設や居宅のケアマネの協力を得て行う。現在、介護度4、5は2週間以上在宅復帰すれば再び入所が可能である。在宅復帰の間は在宅支援を受けることも出来る。介護度3以下は、1か月以上在宅復帰すれば再入所できる。このようにして老健と関わりをもって経過し、やがて終末期を迎え、家族が希望すれば、利用者は住み慣れた施設で親しくなった職員に見守られながら老健での看取りが可能となる。その間に状態が悪くなることもあるが、その時、入院治療により改善の可能性があれば入院することになる。

看取りに関しては二つのことを考えたい。一つは家族についてであり、利用者の年齢を考えれば限られた残り少ない期間と思われるが、家族が悔いを残さないためにも、家族の絆のもと家族がある種の勇気を持つことにより在宅復帰の可能性が出てくると思われる。

もう一つは、看取りを老健で行うことは医療費の削減につながると思われる。現在、終末期のほとんどの場合、病院に入院し亡くなる。病院は診断治療するところであり、静かに看取りたい家族の希望と一致しないこともある。老健では包括化で定額であり、病院への入院とは異なり看取りに際し家族が更に経済的負担を負うことはない。老健と関わりを持ちながら看取りを前提として、家族の絆のもと施設と家族が協力して在宅復帰を果たしていくのなら、老健の使命はわかりやすくなると思われる。一方では、施設は利用者100人に1人の医師で診療にあたっている。休日、夜間などは通常、医師は不在であり、看取りを行うことは職員の業務負担は増えることになる。

老健での看取りを促進させるためには、国の方策が必要なのは言うまでもない。現在、老健における看取りは介護報酬が得られるが、看取りを行うか否かは施設に任されている。

「出来るだけ行う医療」と「行わない医療」

健康保険制度のもと、「出来るだけ行う医療」の考えは医療および医学の発展のためには必要なことです。診療している患者に対し、出来るだけのことを行い良くしたいとの思いを持つことは、医師であれば当然です。しかし、「出来るだけ行う医療」が営利目的にはならないでほしい。一方、老健の介護報酬は利用者の介護度により定額で医療費も含まれる。老健はその範囲で運営を賄わなければならないので、医療による出費を抑える「行わない医療」の考えが運営上必要となる。

「出来るだけ行う医療」を行ったら、老健の運営は成り立たない。血液検査も薬も自費扱いなので、薬はほとんどジェネリックを使う。レントゲン撮影も行われない。血液検査は頻繁には行わず、高額な検査は行わないようにする。医療機関から利用者の診断、治療についての診療情報提供書が老健に届くが、病状が安定していれば積極的に検査はしない。治療も、薬剤があまりに多く副作用の心配がある場合は、家族の了承を得て薬剤を中止することはあっても、新たに薬を加えることは少ない。よく使う薬剤は鎮痛薬、便秘薬が多く、入所後、新たに治療を行う時の多くは尿路感染症と上気道感染症や誤嚥性肺炎などの呼吸器感染症である。尿路感染症と肺炎の罹患時は、7日間の介護報酬がでる。老健の医師は医療を行うにあたり、前述した漠然とした枠を意識して考えることを余儀なくされ、「行わない医療」ということになる。

老健での「行わない医療」では、過去の臨床経験が生かされていると思うことがある。症状や診察で病態が推定出来ると、検査を行わず早期に薬剤投与を試みるが、治療効果が得られた時は病院での「出来るだけ行う医療」とは異なる充実感を感じることがある。

老健の医師として、利用者を出来るだけ入院させたくない思いがある。それは、経営上ベッド稼働率を保つ意味もあるが、それよりも住み慣れた施設で治療を行い改善に導くことは高齢者である利用者の負担も少なく、ＡＤＬが比較的維持出来るように思うからである。更に家族の負担、特に経済的負担が増えないことも重要なことと思う。

「行わない医療」は国の医療費の節約になり、もっと評価されて良いと思う。高齢者にとって「行わない医療」は「出来るだけ行う医療」よりも有利なことがあり、常に介護士、看護師により見守られている老健ならではのことである。「行わない医療」は「行わなくて済む医療」ともいえる。老健での経験を積んでいくと、高齢者医療は成人とは異なることを実感する。実際、高齢者に限定した医学的なエビデンスは少ない。

かつて勤務した病院などの医療施設での「出来るだけ行う医療」は、家族に感謝されたものだ。それに比較し、老健の「行わない医療」の医師としての精神的負担は大きいが、家族の感謝を感じることは少ない。老健での「行わない医療」が医師としての実績に基づくならもっと評価されてもよいと思うのであるが、表面には現れない土台の部分と思わざるを得ない。

介護保険制度の老健での「行わない医療」の考えは、沢山の薬を処方され入所する高齢者を診ると、健康保険制度においても、医学的にも経済的にも必要ではないかと思う。

老健を利用者の今後の暮らしを家族と共に考え決める場にしてはいかがでしょうか

どの仕事を行っても、そこでなければ出来ないことをしたいし、そうしたいと思うものです。老健でしか出来ないことはないのか考えてみました。

老健には様々な理由で利用者は入所されます。いくつか挙げてみると、様々な疾患で入院し退院後のリハビリ目的、家族が自宅で看ていたが介護困難に至ったため、リハビリ病院に入院していたが継続してリハビリを希望、老健で退所を促され自宅に帰れず再び老健へ、など多彩です。

老人保健施設は経営も考え、よほどの問題がなければ、入所希望者はほとんど受け入れていると思われます。ところが、病院から紹介する主治医も紹介される家族も、老健の意義やその制度が変化しつつあることを理解している人が少ないため、老健の適応とは思われない利用者が入所することになります。

利用者の入所前の調査では不明であった家族の経済的な問題や家族の連携等の問題点が、入所後に分かることも少なくありません。そのために、老健の目的とは異なり、利用者が全く在宅復帰の可能性がないことも少なくありません。またそこには、経営上施設側の空床を多くしたくないこともあり、長期入所を容認しがちになります。

一方では、老健は国の方針で在宅復帰、在宅支援のために更に努力しなければならない状況にあります。入所1か月後の施設のケアマネージャー、介護士、リハビリ、看護師、医師などの多職種の職員と家族とのファミリーカンファレンス（ファミカン）で利用者および家族の状態を確認、把握し、ある程度の方向性をつけて、3か月後のファミカンで今後の方向を決めることが良いと思います。

在宅復帰を家族が目指し、意欲的な場合は老健の目的に沿っているのでほとんど問題ありません。しかし、なかなかそうはいかないことが多々あります。家族が自宅で引き取ることを最初から考えていない場合も多いし、どう考えても家族が引き取れる状態でないこともあります。その場合、介護度3以上であれば特養に申し込みすることを促すなどが行われます。介護度2以下で家族や経済等の様々な問題のある時には、退所が難しくなり苦慮します。

このような状況の中で在宅復帰困難な利用者や家族と接し、老健を利用者の今後の暮らしを家族と共に考え決める場にしてはいかがでしょうか。積極的に行うリハビリの強化期間が終わる3か月後のファミカンで、その後の在り方を決め、入所から1年以内にその実施を義務づける。その中には、老衰が進行し、看取りの方針や疾患の急変や進行により入院退所となる利用者も当然おられます。それ以外の利用者は、介護度3以上であれば特養へ、あるいは有料の介護施設、サービス付き高齢者住宅などに退所指導を行う。仕方なく1年以上の入所となり入所が長期となるときは、理由を明確にする。理由が何らかの審査機関で承認されるなら、施設は在宅復帰率から除外することが出来るようにする。

このように、老健における利用者のその後のコースを決めることを老健の特徴ある業務として、介護報酬に反映させることはいかがであろうか。また、老健の意義とは異なる理由による入所が1年以上になるときには、利用者の介護料の負担が増えることも考える必要があると思います。

いずれにしても、老健が利用者の状態よりもベッド稼働を最優先に考えなければならない現状とは異にする方策が必要であり、老健が利用者のその後のコースをナビゲートすることを義務とすることは、国の財政削減の観点より有効な方策であると思います。これらは国民が誰でも介護に関わる可能性があるので、老後の準備や自助努力の必要性を考えておかなければならないことを知ることになります。

老健のシステムの明確化は、介護士などの職員の獲得や医師の獲得にも良い影響を与えると思います。

見えてきた老健の任務

介護報酬の改定もあり、約1年前より施設の方針を変え、積極的に利用者の在宅復帰を進めることにした。新規の入所者は入所1か月後に家族との話し合いを行うことにし、老健の意義、今後の方針についての説明を行った。また、長期に入所していた利用者の家族に対しても改定された制度の説明を行い、今後、退所に向けて支援を行うことに理解を求めた。退所に関しては家族の諸事情を考慮し緩やかに行い（OUT）、そして入所希望者の状態をみながら（IN）バランスを取り、ベッド稼働率を維持しながら施設の運営を本来の老健のあり方に沿うようにする方針であった。

しかし、実際に行ってみるとなかなか思うようにはいかなかった。安定しているとは言えないＩＮに比較して、それ以上にＯＵＴのコントロールが予想に反して難しく、退所が重なりベッド稼働率の低下をきたした。それは谷底に転げ落ちるような感じで、そこを這い上がるには多くのエネルギーを必要とした。我々が成長するために与えられた試練と受け止めようと職員に声をかけることもあった。しかし、十分注意したにも関わらず、約1年間で谷底に3回ほど落ちてしまうことになった。谷底にはアッという間に落ちるが、這い上がるには1から2か月を費やした。原因は、特養への入所が予想をはるかに上回り次々と退所となったことや、老健をよく理解している家族は特養や有料老人ホームに早めに申し込んでおり早期の退所となったことであった。更に、入所している利用者の病状の急変が多くあり入院退所となった。改めて医療において早期診断、早期治療、そして丁寧に利用者を診ることが経営上も大切であることを再認識した。ベッド稼働率低下を回復するために積極的に入所依頼を受け入れ、以前よりスピーディーに入所手続きを行った。関連病院にも出向き連携を改めてお願いした。これらの経験は、その後の運営に役立っていると思う。

老健が存在する地域差もあり、老健はこうだと一概に断定することは難しいが、今回の経験でいくつか思うことがある。

老健に依頼があった時に、医師がリーダーシップを発揮して、高齢者が困難な病気に罹患していても受け入れる度量が求められていると感じている。医療制度の変化もあり、老健周辺の病院などの対応が高齢者、特に認知症のある高齢者の医療に合致しているとは思われない。その中にあって、困難な状況にある高齢者や家族の拠り所の一つとして老健が考えられ、管理医師の技量が求められていると思っている。

老健の任務として在宅復帰、在宅支援を掲げているが、もう一つの大事な任務は、病院等から高齢者を引き取り、病状が安定化していても在宅が不可能であれば他施設に移れるような対策をしてあげることが重要となってきていると思う。以前経験したことであるが、糖尿病の利用者が病院より入所した。インスリンを日に4回投与され血糖値は安定していたにもかかわらず、特養を入所希望したが引受先はなかった。家族の了解を経て、看護、介護の協力の下、日に1回のインスリン注射を試み、結局、内服薬だけでコントロールすることが出来た。これにより、希望していた特養への道が開けることになった。老健では看護師の他に介護職員や理学療法士も加わり、多職種で利用者を観察できることから、他の医療施設と比して高齢者、認知症医療における老健の有用性を特に感じている。

ベッド稼働率を維持し在宅復帰を促すには、〝看取り〟を積極的に行うことも重要な点である。〝看取る〟を行うことは、他の介護施設へ移ることはなくベッド稼働の安定にも有効である、何故なら、〝看取る〟ことは在宅復帰とみなされるからである。

この1年、在宅復帰を目指したことにより、老健の任務が見えてきたように感じている。5段階に分類された介護報酬加算のグレードアップを目指さなければならないと同時に、現実に即した明確な老健の経営方針が問われており、この問題は老健に従事する者にとっては避けることは出来ない。

老健の任務として、在宅復帰、在宅支援が明示されているが、それ以外に利用者および家族が困難な状態に陥らないような方向性の決定、そして〝看取り〟を行うことが重要であると考える。医療面では、一般の医療施設とは異なる介護士、理学療法士、看護師が存在する老健の高齢者医療の有用性に管理医師や職員が気づき、そして医療関係者のみならず、現在および今後、高齢者の介護に関わる家族にも、変化していく老健の意義に目を向け理解してほしいと願っている。

私が現時点で考えている老健の医療

　現時点で考えている老健の医療について書いてみた。しかし、老健の現状より、私の考えは道端に落ちている小石のごとくほとんど気が付かれることはなく、発表する場も与えられないであろう。私は幸いなことにブログという場を提供してくれた友人がいる。勇気をもってブログに載せることにした。

介護老人保健施設（老健）の医療は、高齢者医療を考えるヒントになる。

「介護医療」と「行わない医療」の存在と価値

　少子高齢化が進み、要介護者を抱える家族が増え、介護老人保健施設（老健）は以前より一般に広く知られるようになっている。一方、病院とは異なる制約の中で、老健の医師（管理医師）による医療の専門性は漠然としている。それは管理医師の前歴が様々であり、施設により医療の対応が異なることも一因と思われる。老健の目的は在宅復帰であるが、重度の利用者が多く、家族の介護困難も重なり、在宅復帰の達成は益々困難な状況にある。内科医として老健の医療に従事し、高齢者医療を考えるヒントになると思われることを述べてみたい。

老健における医療の制約

ほとんどの老健は、胸部レントゲン写真などの画像診断は出来ない。血液検査は可能であるが、外注で結果は早くて翌日である。介護度別に支給される介護報酬は定額で医療費も含まれるので、高額や多量の薬剤の使用は経営を圧迫する。しかも健康保険適用ではない。そこで、検査や治療にコストをかけない医療を管理医師は考慮する。薬剤は安価なジェネリックを使用する。老健に勤務した当初は、その他の制約もあり、内科医として失望や戸惑いを感じたものである。しかし、管理医師として経験を積むにつれて、制約があるが故に高齢者医療について新たな観点が得られ、やりがいを感じている。

介護職員との連携による「介護医療」

老健では、介護職員は長時間にわたり利用者に寄り添っており、利用者のわずかな変化も気が付いていることが多い。早朝、私は利用者の状態を把握するために各フロアーに行くことにしている。夜勤の介護職員が、認知症の利用者が昨日と比較し今朝は元気がないと伝えてくれた。看護師と共にバイタルを測定すると微熱がある。理学的所見はなく、尿検査を行い尿路感染症と診断され抗菌薬を投与する。この間、介護職員が私に伝えてから20分は経っていない。この利用者は翌日には平熱となり、いつも通り朝食を食べていた。介護職員がいる老健ならではの早期診断、早期治療といえる。通常でも高齢者は、その日により体調が変化するので異常を察知しにくいが、ベテランの介護職員は状況を把握しており頼りになる。

老健の診療において介護職員の存在は多くのメリットがあると感じており、私は介護職員も参加する医療を「介護医療」と称している。医師が「介護医療」を認識し、介護職員への啓発と連携に努め、看護師と共に医療の協力者になってもらうことは、老健の医療の制約を超え、むしろ高齢者に適した医療を行うことが出来る。介護職員が介護のみならず医療にも寄与出来ることは、彼らの存在価値を高め、モチベーションにも良い影響を及ぼすと感じている。

インスリン注射薬療法から経口薬療法への変更により開かれる利用者の今後

インスリン治療中の糖尿病を合併している利用者が病院より入所となる。入所後、治療を継続するが、看護師によるインスリン注射や頻繁な血糖測定は高齢者には過酷であり、疑問を感じる。インスリン治療中の利用者が特別養護老人ホームや有料老人ホーム等を希望しても、入所は困難である。そこで今後のことを考え、家族の了解を経て積極的に経口薬への変更を試みている。高齢者は予期しない低血糖などのリスクを伴うと言われているが、老健は時間的余裕があるので慎重にゆっくり変更を行うことが出来るし、看護師、介護職員の複数の目で常に観察されているので安全性は高い。今まで試みた利用者は、予想以上に経口薬への変更に成功している。これも介護職員の協力を得た「介護医療」であり、利用者や家族から感謝されることは嬉しいものだ。

「行わない医療」への変更

ポリファーマシイからの離脱

利用者の薬の多さに苦慮することがある。15から20種類以上の多量な薬剤を服用している入所者も少なくない。嚥下機能低下を認める高齢者が、多量の錠剤をヨーグルトにいれて苦しそうに流し込んでいる姿を見て、薬を早く減らしてあげたいと思った。薬を減量するには勇気が必要である。先ず、家族の了解を得て、必要最低限の薬剤に徐々に減量している。多量な向精神薬を減量し、禁断症状を思わせる症状が出現したことも経験した。複数の科に受診しており、科ごとの連携がないことも多剤投与の原因の一つと思う。老健の経営的にも良いことであり、中止や減量を行っているが、それにより病状が悪化した例は経験していない。むしろＡＤＬの低下や傾眠傾向の利用者が、見違えるように改善を認めた例は少なくない。このような時には家族に感謝され、管理医師であることを嬉しく思うものだ。長期投与されている薬剤の減量や中止は、多職種の職員が利用者を常時看ている老健では比較的容易に行える。老健の医療に携わり、医原病ともいえる薬剤の副作用の多いことに驚かされる。

誤嚥性肺炎

利用者が昼食後、嘔吐し誤嚥した。直ぐに看護師が何回も吸引する。サチュレーションは90％、肺雑音は軽減したが、まだ明らかに聴取される。誤嚥性肺炎と診断し、禁食とし点滴、抗生剤の投与を開始する。家族と相談し、施設で治療継続とする。その後、発熱を認めたが2日後には解熱、4日後には肺雑音聴取されず治療食を開始した。同時に発症後初めてＣＲＰなどの血液検査を行い、その結果で内服薬に切り替えた。経過中、医療施設に依頼するレントゲン写真は撮らなかった。病院とは異なる老健の医療であり、高齢者に負担とならない「行わない医療」といえる。

看取り

看取りは老健の使命、といっても過言ではないと思っている。利用者と老健との関わりのモデルとして、在宅復帰をはたし再入所、在宅を繰り返し、その上で看取りまで行うことが言われているが、現状とは隔たりがある。利用者の多くは在宅復帰が叶わず、家族は施設の継続を希望される。利用者の老化が進行し老衰が主な場合は、特に老健での看取りの適応になると思われる。看取りは在宅復帰と同じ扱いなので、ベッド稼働率や在宅復帰率からも老健の経営上のメリットがある。家族との連携のもとに老健での看取りを行うことになり、老衰が明らかな終末期の状態では、「行わない医療」が医師の丁寧な説明と家族の了解のもとに施行される。また、看取りは医療費の抑制につながることを知っておきたい。

管理医師の医療的役割を明確にすることは老健の発展に必要

今まで医師は患者のために出来るだけの検査を行い、出来るだけの治療を行う教育を受けてきたように思う。それは、今ほど長生き出来なかったことも関係すると思われる。高齢化社会となった現在、終末期を見据えた医療があってよいと思われ、そこには「行わない医療」が存在する。しかし、一般医療施設の健康保険医療は、患者や家族の希望もあり「行わない医療」が出来にくい。老健での診療に携わることにより、「行わない医療」の効果を予想外に経験している。老健の経営的にメリットがあることや、検査や治療を積極的に行う医療について学んだからこそ、高齢者の「行わない医療」が可能になるなどの思いが湧く。

高齢者の医療は未知のことが多い。薬剤の効果や副作用の出現頻度も、一般成人とは明らかに異なることを実感する。老健の医療は高齢者医療を考えるヒントになると思われる。

更に、老健の管理医師を目指す医師は少ないが、それは管理医師の医療的役割が明確でないことも関係しているように思われる。他の医療分野より見て、老健の医療が特徴ある意義を見出すことが必要と思われるが、ここで述べたことはその部分が見えてきたように感じている。

ショートコラム❷

夢

私は抗がん剤治療やそれによる副作用に対する治療を受けており、8種類の薬剤を服用している。薬剤の副作用の中には「悪夢」と記載されているものもある。そのためか、よく夢を見るようになった。そのほとんどは嫌な夢であるが、起床と共にその内容はほとんど忘れてしまう。悪夢ではないが、夢を見て内容をはっきり覚えているものもある。

私はマイクを持ってインタビューしている。

小学生に聞く。

「君は将来何になりたいの？」

「老健のお医者さん」

「どうして？」

「おばあちゃんのところに行ったら、先生がいてカッコよかったから」

予備校に通っている学生に聞く。

「どの学部を受験するの？」

「医学部です」

「どうしてですか？」

「介護の分野に行きたいと思っています」

「どうして？」

「これからますますお年寄りが増えてくるからです」

医学部の学生に聞く。

「将来はなに科を希望するのですか？」

「内科で認定医を取り、出来れば臨床的な研究を行い、もちろんその間臨床も行い、45歳ぐらいになったら老健の管理医師になりたいです」

「どうして？」

「お年寄りの臨床や介護について興味があるからです」

病院で定年間近の医師にマイクを向ける。

「定年後はどうするのですか？」

「この近くの老健の管理医師になりたいと思っています」

「どうしてですか？」

「週４日勤務で５時ごろ帰宅できるので、自由な時間が増えて、妻と小旅行を楽しむことが出来そうだからです」

ここで夢から覚めた。そして、何故か、この夢は今も覚えている。

第3部

番外編

この章はブログ未掲載記事のうち、
12本を選びました

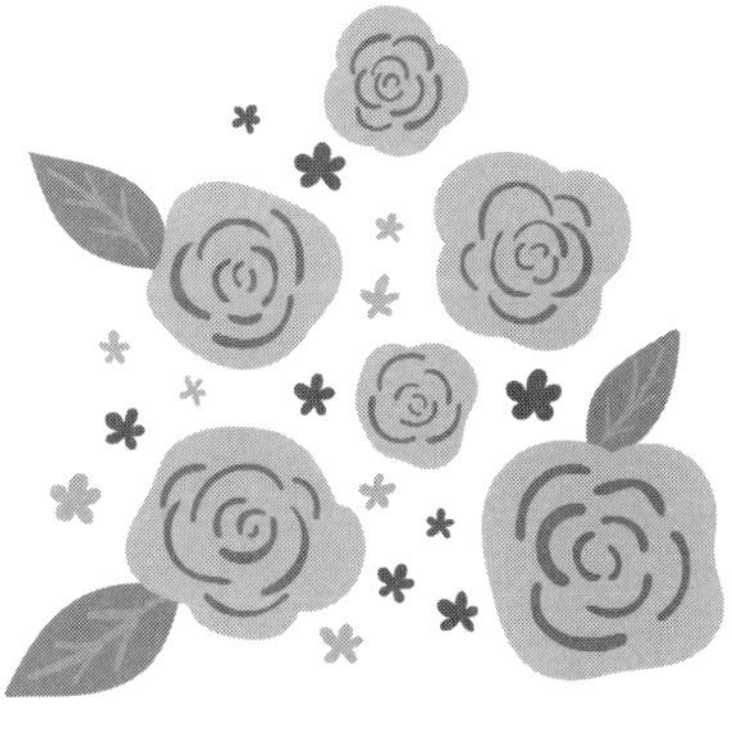

朝の挨拶

私が勤務している老健の建物は円柱形で、1階は玄関から入ると全体が見渡せるフロアーとなっており、2階と3階は利用者の各部屋になっている。1階フロアーでは、ボランティアによる様々な催しが行われる。時々、プロの歌手が来てくれることもある。日によっては他のコーナーでは同時に習字教室が開かれ、その奥ではリハビリも行われており、昼間は入所している人と通われている（通所）ご老人が混在し賑わい壮観である。この賑わいは、一人住まいの老人や認知症の人には刺激となり効果的である。ほとんどの人は楽しそうである。

食事の時もフロアーが利用される。奥はガラス張りで、そこから見える狭い裏庭の小道沿いに少し草花が植えられており、利用者はガラス越しに時々眺めて食事をとることになる。毎朝、私が出勤する時は建物の裏の地下に職員用の入り口があるので、建物に沿って裏の小道を通り、螺旋階段を下りる。毎日、出勤時いつも同じバスに乗るので、ほとんど決まった時間に小道を通ることになるのである。その時間は丁度、利用者の皆さんが席について朝食が運ばれるのを待っている時間である。

螺旋階段があるところからガラス越しに見える隅のところが、介護度の高い認知症の人がそろっているテーブルで、車いすに乗って朝食を待っている。食事介助が必要な人たちであるが、介護士さんは各部屋から利用者を1階におろしており、まだ食事介助は行われていない。初めて勤務した時から気が付いたのは、隅のテーブルの4～5人が小道を歩いている私を見ていることであった。だんだん私が医師であり、彼らが身体の調子の悪い時に診察をするので認知症の人でも私を覚えてくれるようになり、小道を歩いていると何人かが手を振っていることに気が付いた。思わず私も笑顔で手を振りかえした。そのうち、毎朝、私が通ることがわかってくると、必ず何人かが笑顔で手を振る、そして、私は振りかえす。その中には、いつもは話をせずに笑顔など見たこともない人も嬉しそうに手を振っているので驚くこともある。

それほど意識していたわけではなかったが、ある日、いつも無表情でほとんど寝ているような認知症の90歳を超えている利用者が風邪をひかれ、ベッドサイドで診察をした。「毎朝、先生が道を通るのが楽しみ」とか、「先生に朝、手を振るのが一日の内で一番の楽しみ」と、いつになくしっかり話される。「あまりそういわれると緊張するよ」というと、その方は「私も先生が通る時に緊張する」と言われた。そう言われてから、朝、どんなに調子が悪い時でも、ほんの10歩ほどの小道であるが意識して姿勢を正し、笑顔で顔を確認して何人かに手を振りながら歩くようになった。

これは私の通勤の日課となり、調子の悪い時にもその小道だけは笑顔で10歩、そうすると私の気分がすぐれない時でも不思議と調子が良くなる気がするのである。いつものところにいるご老人がいないと、何かあったなと思う。いつもどおり診察室に入り、コンピューターに向かい、看護師さんや介護士さんが打ち込んでくれている記録を早速確かめる。私がいない夜間に発熱などがあり調子の悪い時は、部屋からフロアーに介護士さんは利用者を誘導しないのである。そんな時は直ぐに階上に上がり、診察に行くことにしている。隅の定位置で手を振ってくれる方は認知症のかなり進んだ人がほとんどであるが、このようなことが彼らの生活にとって大事なことであると感じる。

些細なことの中に、薬剤に依存しない認知症の治療や対応のヒントがあるように思う。私たちが日常で特に考えていない何でもないことが、高齢者や認知症の人にとっては活力や喜びになっていることがある。生きがいと言っても過言ではない。高齢者の介護は、家族がお金を使って大変な思いをしてどこかへ連れて行くことなどは出来なくても、日常においての普通のことを行うことが、疲れのない温かみのある静かな喜びとなることがあるのだと感じる。これは介護全般に言えることで、ご家族が日頃忙しくしていろいろしてあげられない罪滅ぼしのような気持ちとなり、特別なことを行いがちであるが、ご家族の自己満足にならないようにしたいものである。老健では、家族では介護が困難で入所している利用者が多い。特別なことをしてあげたいと思うと、かえってご家族の足は遠のく。いつもと同じであると、会っても会わなくてもたいして変わらないと思ってしまう。そしてご家族の来苑する回数は減り、自覚しないうちに日々に疎しとなってしまう。

高齢者は若い時のような楽しみは得られなくなっていることが多い。しかし、若い時には感じることが出来なかった日常のことに楽しみを感じ、それらが湧き出していると感じることがある。人間が感じる楽しみの種類は変わっても、一人の人が得ることが出来る楽しみの量は変わらないように思われる。ご家族が介護疲労しないためにも、高齢者にとっての楽しみを理解し、無理する必要のない身近にある楽しみを得られるようにしてあげたいものである。我々がまだ理解できない楽しみが高齢者にはある、ということを知っておくことがよいと思われる。それは、お金をかけることや時間をかけることではない。大家族で過ごした時代、いつも傍にいた家族は、意識しないで老人の楽しみを理解していたのではないのだろうか。

いずれにせよ、窓越しに朝の手を振ることや笑顔を交わすことは、私にとっても日々の仕事の活力となっていたことは確かである。

管理医師

病院は、医療保険のもとに医療が行われる。老健は、介護保険のもとに高齢者の体調を管理し、介護とリハビリを行う施設である。病院における治療は、医師の指示のもとに行われる。老健は介護、リハビリが主であるので、医師から見て、病院より更にチームとしての連携が大切であるように思われる。医師は病気を持っている利用者さんを上手く管理して、介護、リハビリが安心して受けられるようにしてあげることが任務であると思う。老健が病院のように医師を主にする裁量で行われるなら、多くの問題が生じると思われる。なぜなら、病院とは目的が異なるのである。現に、老健において病院勤務から抜け切れない医師は、介護士さんにとっては脅威となり、彼らを萎縮させ、介護が上手くいかない原因となると思われる。老健は通常、医師は1人なので、その影響力は大きい。老健では医師を管理医師と称するが、病院の医師とは異なることを知っておくことは必要と思われる。

毎日、利用者が楽しく過ごすことが出来て、少しでも機能が維持できるようにリハビリを行う。利用者の介護は大変である。その大変さは特別であるといえる。介護士の仕事はトイレ介助、オムツの始末、食事の介助、入浴の介助、イベントの企画など多彩である。このような介護のもとに、利用者は快適に毎日を過ごすことが出来るのである。良い意味で純粋なサービス業である。

利用者が誤嚥性肺炎などの疾患に罹ると、医師の対応は変化せざるを得ない。発熱の症状が出て医師が診察を行った時から、利用者から患者さんとしての対応となるのである。ご高齢なのでいつかはと予測していたとはいえ、ご家族に電話で報告をすると大変心配されていることがうかがわれる。ご家族への報告は、主にお子さんや伴侶である。お子さんとはいえ、１００歳の人のお子さんも高齢者である。親を思う子としての心配が生じ、しかもご自分も病気を持っていることもあり、ご家族の大変さに同情せざるを得ないことも多い。

我々もご家族も治療効果が得られ改善し、老健から病院に移らないで、元の安定した状態に戻したいと思う。老健では限られた範囲内で治療や検査を行うことになる。薬剤も出来るだけ薬価の安いものを使用することになる。包括化（まるめ）医療なのである。かつて病院での臨床の場で会得した薬価の高い薬剤の切れ味は、試みることは出来にくい、いや、ここでは出来ないのである。そこまで老健では期待されていない。切れ味の鋭い薬剤が必要な状態は老健の適応ではなくて、病院に入院適応であるということなのである。治療の経過中に、医師や患者さん、ご家族、看護師などの職員の意向に不一致が生じることがないようにすることも管理医師の役割である

私は病院の医師から老健に職場を変え管理医師になった当初、刀で言うと真剣は持たせてもらえず、竹光で戦うような気持になったこともあった。検査も病院であれば直ぐに胸部のレントゲン写真を撮り、直ぐに結果が出ることは当たり前である。しかし、ほとんどの老健では検査設備はなく、レントゲン写真も直ぐには撮れず、検査もその日のうちに出ることはない。そのようなところで診療するのであるから、自分の経験を踏まえた医師としての力量が問われる感じがすることがある。例えば、病院では直ぐに胸部レントゲン写真を撮れるので、臨床の場で胸部の診察の時に打診は行われなくなっている。子供のころ風邪を引いたときに診察され、医師であった父に指を胸に当てもう一方の中指でトントンとたたいて打診をしてもらったことを覚えている。老健に来て私は、いつしか気がついてみると時に打診を行うようになっていた。

名前

名前を呼ぶことの大切さを感じる。病院に勤務しているころは、名前を呼ぶことに特に気を使うことはなかった。外来ではカルテを見て確認、入院であればベッドに名前が表記してある。また、それほど他の廊下やフロアーで患者さんの名前を呼ぶ必要はなかった。病院では、患者さんは廊下をそれほどどうろうろしていることはない。ところが老健では、施設にいると廊下やフロアーなどいろいろなところで名前が必要である。しばしば利用者さんに出くわすと話をすることがある。話の途中で名前を言うことが必要な時がある。「あなたは」などというよりも、「○○さんは」など名前を言うと親しみがわく。

私は名前を覚えることが苦手であり苦労する。車いすに名前がついているのを素早く確認することもしばしばである。看護科長さんは良く名前を憶えている。名前以外にご家族のことも把握しており、びっくりする。

集団でリハビリするときに、20人ぐらいの人のリハビリを行う女性（リハビリ科）がいる。大きなさわやかな声で掛け声をかけるのである。時々見学すると、その女の方はそれぞれの人の名をしっかり言って掛け声をかける。これはご老人にとって喜びになっていると感じられる。自分の半分の年齢に満たない女性に名前を呼ばれて、「はい」と返事をしている利用者さんは嬉しそうで、輝いて見える。ある時、その女性が長期に休まれた。認知症の利用者からいかがしたのかと何人にも聞かれ、その女性のファンが多くいることを知った。老健で勤務して名前を呼ぶことの大切さを感じる。

心強いベテラン看護師さん

老健では、100人いる入所者で看護師さんの常勤は9人であり、介護職員の総数の7分の2程度である。朝礼の時に、その日に勤務する看護師さんがたまたま7人並んでいるのをみて、まさに七人の侍のようであると感じた。ベテランの看護師さんがほとんどである。1人の医師で100人の高齢者を診ることは、看護師さんの協力がなければとても出来ない。何十年もいる看護師さんは、ご老人の変化を感じとり早目に報告してくれる。経験の蓄積が知識を上回ることが、彼女らを見て感じる。医学は経験の学問と言われることがあるが、そのとおりであるなと実感する。

通所の人でリハビリ中に意識がなくなってしまった。通所の人なので、どのような病気で治療中であるのか直ぐにはわからない。ファイルされているその人のレポートを持ってきてもらう間に診察し、もしかしたら低血糖なのではと思い、看護師さんに血糖測定を行うようにオーダーした。そうしたら、その看護師さんは既に血糖測定器を持ってきて用意していたのである。病院では意識障害の患者さんを診ることは良くあったが、老健ではめったにないことなのである。その看護師さんの素早さに感激した。看護師さんは、「この方は確か糖尿病だったと思う」と話してくれた。血糖測定している間に、その利用者の担当医が書かれた診療情報提供書が届き確認すると、糖尿病で最近インスリン投与量を増やしたと書かれていた。低血糖を認め、直ぐに注射でグルコースを投与したところみるみる改善し、1分後には意識が戻った。その後、駆けつけたご家族に説明し、すぐに主治医に受診するように手紙を書いた。

老健施設で働いている看護師さんを誇らしく思った。

一人にしてあげたいこと

老健では毎日のようにイベントがある。ボランティアの歌や朗読、近くの専門学校生によるお化粧、カラオケ……、盛りだくさんである。時々、子供だましのようなものもある。ほとんどの利用者さんは介護士さんに促され、車いすでサーと運ばれる。皆一緒に集まっていると介護もしやすいのだろうか。お祭りのようなイベントもある。行うのは主に介護士さんである。勤務時間外にいろいろなものを造ったりしている。お祭り好きなのか、経営的にやらされているのかはわからない。利用者さんは比較的嬉しそうである。でも、この環境に合わない人は利用しないのだから。

私はどちらかというと、人の集まるところはあまり好まない。特に強制されることは嫌いである。老健の利用者の中にも、そのような性質の人がいると思う。一人でジッとしていることが好きな人がいるのではと思う時がある。

認知症が進行しないように積極的にいろいろなことを行ってもらうことは、認知症のリハビリにとって有効であり、また老化しないために必要と思い過ぎてはいないだろうか。強制的に、さあ行きましょうねと言われて車いすに乗せられ連れて行かれるのは、自分だったらいやだなと思うこともある。そう思ってみると、老健のスペースは狭い。一人で静かにものを考える場所がない。ベッドでカーテンを引いていれば一人になれるが、そうではなくて、静かに窓の外の景色を眺めながらゆったりすることの出来ない苦痛があるのではと思う。ロンドンに留学中に様々な公園に行った。前半は単身であったので、寂しさを紛らわすために公園には良くいったものだ。広大なパークで老人が一人ポツンとベンチに腰を下ろして、ズーといる姿をよく見ることがよくあった。絵になるなーと思ったり、なんて孤独に強い国民なのであろうかと思った。

老健も、望めば静かに一人で過ごせるところがあると、随分と良いのでは思う。高齢者と一括りにするが、多様な人の集まりなのだと思う。

ご家族を嫌になるとき

ご家族を見ていると、両極端であるなと思われることがある。まったく面会に現れない。風邪にかかり薬剤の投与を行なった時などは電話で状態をお話するようにするが、「そうですか、いろいろありがとうございます。よろしくお願いします」

と言われる。しかし、まったく来られることはない。状態が悪くて入院をしなければならなくなったときには、何となくしぶしぶ来られるような感じで、こちらが指示した通り淡々と事を運ぶ。施設には、ここを姥捨て山にしたくないと思っている職員もいる。しかしその考えで行うと、ご家族の無関心な雰囲気が利用者に対する職員に影響するのではないかと懸念する。ここは、表現が悪いが、ある種の姥捨て山なんだと思うことも必要と思ってしまう。であるなら、何とか荒れた感じがする呼び方の姥捨て山を美しい花が咲き乱れ、やさしい空気が感じられ、ほのぼのとした雰囲気で安楽に過ごさせてあげたいと思う。子供のころ夢見た、アルプスの少女に出てくるような光景か。

親思いのお子さんの中に、頻繁に来苑される方がいる。そして、介護士や看護師が行なっていることにいろいろと注文を付ける。もう少し食べさせたいと自らスプーンで食事を無理に入れて、誤嚥性の肺炎を発症したこともある。順番にトイレに誘導するときも、自分の親を早くしてくれと介護士さんに言う。若い介護士さんは対応に苦慮する。いろいろと親の嗜好品を持ってきて夕食の時はこれを一緒に食べさせて、昼食の時はこれを食べさせてくれと言われる。薬もこれを投与してくれ、また、どこかの本で仕入れた副作用の知識を極端に信じてしまい、せっかく良くコントロール出来た喘息の薬を本で見たら副作用が書いてあったのでやめてほしい等と言われる。いろいろ説明しても聞く耳を持ってくれない。業を煮やして、そんなに言われるなら、ここをやめて家に帰るか、他の施設に移ってくださいという。そうすると、そんなに極端なことを言われても困ると言われる。極端なことを言われて困っているのはこちらである。

利用者さんは認知症である。当然、感謝の気持ちを持つことが出来ないし、感謝の気持ちの言葉はない。介護士さん、看護師さんが大変な思いをして介護して、満足に検査が出来ない状態でようやく病気が落ち着いたのに、ご家族は感謝をしない。

この種のことは頻繁に感じる。病院に勤務していた時は、このような空しい気持ちはあまり感じなかったように思う。私より長く勤務している職員は、これらを取り立てて気にすることなく淡々と仕事をしているように思われる。介護施設での思いは複雑である。

病院受診は体力要す

ある利用者さんが入所された。その方は以前、腰椎の圧迫骨折で整形外科の専門病院に入院し、手術は行わず保存的治療で経過をみて退院となったが、その間にもともとの認知症も進行し、とてもご家族では介護出来ないと老健に入所された。腰痛は時々苦痛を訴えていたが、それよりも意欲の低下を認められ、食欲も低下傾向であった。

ある日、突然不正出血を認め、近くの大病院に予約を取り、外来に受診となった。受診となると大変である。車の手配をする。老健の車を使うことが多いが、都合がつかないときは介護タクシーをお願いする。ご家族に来ていただき、紹介状とカルテを持って看護師さんが付き添って受診になる。大抵、大病院では診察時間は予約どおりにいかない。結構待たされる。最近は外来で出来るだけ検査を行い、結果を見て入院の適応を決めるようである。検査のためにいろいろと看護師さんが付いて回ることもある。そして、入院の適応ではないと判断され、このまま老健で様子を見ることになる。高齢者の入院適応は、入院後に介護の手間がかかるためか、入院許可のハードルは高いようである。やっと夕方に帰ってくる利用者もそうであったが、ご家族も疲れて帰ってくる。

病院受診は体力が必要であると思う。受診を契機に体力が落ち、回復するのに1月ぐらいかかることもある。そのようなことも、受診してもらうかどうか考える条件になっている。もう一つは、病院は病気の巣のようなところなので、受診して他の病気をもらってきては困るので、このことも考慮しなければならないのである。

年齢と時速

最近、面白いことを耳にした。1歳の子は時速1キロで進んでいく。だんだん年を取ると10歳の子は時速10キロ、働き盛りの50歳になると時速50キロとなる。それだけ年を取ると1年が早く感じるというのである。

これを聞いて、高齢者を毎日見ていて感じたことがある。100歳の人がおられるが、100歳の人は時速100キロである。普通の道路を自動車で100キロの速度では事故の危険性がある。100歳の人も同じように転倒や肺炎などの危険性が増す。

これで行くと、小児では2歳の子は時速2キロである。自動車と考えると、普通の道路を2キロの遅い速度で走ると、これまた危険である。やはり一番道路を安定して走るのは、40キロとか50キロである。40代、50代が最も安定した生活が出来るのであろう。子供の時はクリスマスや正月が待ち遠しく、なかなか来なかった思い出がある。しかし、今の自分を考えても、こんなに早くもう1年が過ぎてしまったのかと思う。年齢をこのように考えるのも面白い。

家に帰りたい

女性の利用者の一人が頑固な便秘の状態となった。この人は認知症と腰椎の圧迫骨折があり、神経因性膀胱による排尿困難で留置カテーテルが入っている人である。肺がんの疑いがあり、総合病院で精査を開始したが、検査途中でこれ以上の検査はご家族が望まないと言われ、そのままの状態で老健に入所されたのである。頑固な便秘は、色々な薬の投与や浣腸などを行なっても、なかなか排便のコントロールが上手くいかなかった。便の摘出も行なったが、直腸診で便が触れないことが多いことより、直腸まで便が来ていないことが考えられた。不思議にも、9日間も便がないにも関わらず食事は普通に食べられていた。もし肺がんなら、頑固な便秘はがんの転移も考えられた。既に他施設に移ることが決まっており、今後のことを考えて、ご家族の意向を踏まえ、消化器科に受診して負担のならない検査を受けることになった。

ご家族が希望したのであるが、検査となると老健に入所中なので病院における検査は制約がある。そこで退所して、その日の午後に病院を受診して翌朝、入所されることを提案した。そのためにご家族の都合がつくように、1週間後の午後に以前かかられていた総合病院に予約を取ってあげることにした。これは、入所中に病院で検査を行うと、検査の種類によっては健康保険は使用出来ず施設が負担しなければならないので、通常は不可能なのである。ところが、娘さんは家の事情などをいろいろ言われ、家で看ることは出来ないと言われる。娘さんのご主人も見えて無理であると言われた。

ベッドも息子さんに使わせているのでない等と言われる。いずれも、なんとかすれば解決可能な理由である。結局、有料の介護施設に一泊することになった。現在、ご家族はこの方のご主人、娘さん夫婦、お孫さんの4人のご家族がおられる。家族にとって母であり、妻でもある人の面倒を15時間ぐらいの間を家で看れないと言われるのである。いろいろの事情がおありなのであろうが、これには愕然とし、ガッカリしたり、悲しくなったり、複雑な気持ちになった。

これは一つの例であり、他にもご家族が様々な理由で肉親の介護を拒否する例は少なくない。厚労省の調査によると、介護施設で家に帰りたいと望んでいる入所者は3割いるのに対し、自宅に戻ってくることを希望する家族は1割に満たないという。高齢者本人と家族の思いのずれが浮き彫りになっている。家族が自宅で介護を望まない理由は、①介護必要度が高いがもっとも多く、②入浴が困難、③排泄が自立していない、などである。厚労省は在宅介護の支援策が不十分で家族に負担が集中することが、高齢者が自宅に戻る壁になっていると考えているようである。老健は、介護が必要になった人が自宅に戻ることを前提にリハビリなどを行う施設である。しかし、老健の平均在所日数は約311日であり、老健の本来の目的とはかけ離れ、特別養護老人ホーム化していることが窺える。リハビリ専門職員が多いほど在宅復帰率が高いことや、入所前から退所後の支援計画を立てる施設ほど在宅復帰に結びついていると考えられ、こうした施設は報酬が得られるようにして、本来の老健のありかたに戻そうとする試みが行われている。

もし老健のような施設がなかったなら、家族全員で考えてお婆さんの面倒を何とか看ようとするであろう。そこに家族の絆が生まれる余地があると思うが、老健等の施設が存在していることにより、家族の絆が得られなくなることは避けたい思いがする。

介護士さんの喜び

今日は3月の最後の日、朝は10℃前後であったが、午後1時頃は五月晴れを思わせる気温と青空である。看護師さんが来られ、外に出て利用者さんに満開の桜を見せてあげたいと言われる。「それはいいね」と即答する。お隣の○○会館の庭に何本かの桜の大木があり、見事に咲いている。介護士さんや看護師さんはいつもと同じに業務が忙しいにも関わらず、風邪気味の利用者さん以外の全員に桜を見せに連れて行く。施設の2階の窓から隣の庭を見ると、車いすに乗って桜の花を仰ぎ見ている利用者と傍に車いすを持ってしゃがんでいる介護士さんと看護師さんが綺麗な桜の花と枝の合間から垣間見える。顔は良く見えないが、利用者の嬉しそうな思いが身体全体から伝わってくるように感じた。重労働で大変にもかかわらず、その合間に短時間ではあるが利用者さんに桜を見せて帰ってくる介護士さんや看護師さんの顔も嬉しそうで、輝いて見える。介護に携わる人の大きな喜びであるのであろうと、私も幸せな気持ちになる。桜の季節の本当に良い日である。

ご家族の後ろめたい気持ち

肉親を施設に預けているご家族は、何らかの後ろめたい気持ちを感じているのではないだろうか。自分が面倒見られないことゆえの気持ちであろうか。これが姑に対する気持ち、特に息子さんの妻の場合は複雑な感じがする。夫の母親を介護出来ない場合、妻の夫への気持ちは複雑である。また、介護をしてくれている妻に対する夫の気持ちも複雑であると感じることがある。介護していなくても夫が妻へ気を使っておられることを感じることがある。家族がしばしば、老健ではとても出来ないような細かいことにまで注文を付けることや、それに反し入所後ご家族の足が遠のいてしまうことに、ご家族の複雑な気持ちが現れているように思うことがある。実際に手を下すことが出来なくても、ご家族と共に介護を行う気持ちを共有することが、ご家族の複雑な気持ちを整理することになると思われる。

このご家族の後ろめたい気持ちを払拭してあげるのも、介護に携わる者の役目と思われる。

ご家族の感謝

何故、病院に勤務していた頃と比較し、ご家族に感謝されないのであろうかと再び考える。

老健では介護してもらうためにご家族は入所を希望する。入所中に病気が悪化したり、他の肺炎や尿路感染症に罹り治療をするなどのことも、介護の概念の中に一括して捉えられてしまうのであろう。丁度、ランチのセットメニューと同じように。ご家族は大変な思いをしていた手のかかる肉親を預けてホッとしているのであろうか。1年、2年と施設に預けているうちに安心してしまうのか、ご家族によっては預けているうちに自分の身近な肉親が日々に疎い人になってしまっているのかもしれない。毎月、一定の額のお金を払っているのだから当然と思っているご家族もいると思う。利用者が風邪をひかれ発熱があり、丁度、日曜日であったので看護師さんは医師不在の時の対応に従って臨時薬として常備している風邪薬を投与し、ご家族に様子を報告するために電話をした。息子さんが電話に出てきて、「それぐらいで電話するな」と看護師さんが怒鳴られたことがある。

また、介護を専門職として考えていない人がおられるのではないだろうか。ある管理医師から、介護に携わる若い人を「彼らは将来どうするつもりでいるのかね。あんな仕事について」、というのを聞いたことがある。介護は立派な専門職である。これは実際に介護士の人と共に働いてみるとよくわかる。ベテランの介護士さんが、トランスといってベッドから車いすに利用者さんを移すときのスムーズなテクニックは、時に芸術的にも思われる。もっと介護が認められなければと思うが、なかなか認められない。

このことが表れているのが給与の額である。老健における医師の給与は病院の医師より低い。これは私が経験しているところであるが、看護師さんもやや低めである。それよりも介護士さんはズーッと低いのである。これは早く何とかする必要がある。介護の給与が低いことが、逆に介護を一般的に低く見ていることに通じていると思われる。マスコミでは新聞やテレビで、介護士の大変さやすばらしい仕事であることが報道される。しかし、介護士さんの待遇はいまだに良くなっていない。今年、介護士さんが足りない状況であり、将来的にも介護士不足なことがわかり少し給与面で改善されたが、もともと低いので、給与の低いのはいまだに変わらないのである。彼らが行なっている仕事の重要性や大変さからすれば、それに見合った給与は支給されていない。施設の経営者ももう少し介護の大変さを理解し、介護士の給与のアップを国に働き掛けることを行なってもいいのではないかと思う。

大変さを知ってはいるが、理解していない。そのために、身近に働いている介護士さんの大変さに慣れてしまっているのではないだろうか。今の介護士さんの仕事をみると、ある程度の年齢の人には体力的に無理がある。介護士さんの給与面を良くして定着すれば、そこに介護士さんの行うことがはっきりとする。そうすると介護士さんのシステムが出来てきて、もっと職域の幅が広がり、選択肢も多くなり、年齢により選択出来るようになることが必要と思われる。

将来の夢が持ちにくい今の状態では、次々と介護士さんはやめてしまい、入れ替わり、そのために改善を考えるまでに至らない。経営者が無理を言って、これに気に入らなければ辞めればいい、というような一昔前の使用人的な風潮が存在している感じがする。遠くなった過去において、看護師さんは一段下の職業と思われていた時代があったような気がする。時代と共に改善し、今は医師と対等の存在になっている。介護士さんを見ていて約50年前の私が医師になったころの看護師さんを思いうかべる。

若い良い介護士さんをみていると、彼らの未来を開いてあげたい気持ちとなる。

あとがき

私が看護科長を務めていた介護老人保健施設に大井先生が着任されました。その日は、1フロアでインフルエンザ集団感染が起きていました。診察してくださるはずの管理医師と連絡が取れず看護師たちは困り果て、私にヘルプコールがありました。私は着任初日の医師に診察を依頼することに躊躇していました。すると、大井先生が非常階段から颯爽と現れ「診察しますよ」と、カルテを見ながら次々に診察をしてくださいました。私はどうしてこの状況を察知されたのか、今でも分かりません。救世主だと感激していた職員の表情は今でもはっきり覚えています。

大井先生は、兎にも角にも施設中の人をファンにしてしまう先生でした。厳しく指導されることもありますが、先生とお話をすると楽しく、愉快で、活力が湧きました。利用者・家族・職員はもとより、看護実習生・看護大学教員・委託清掃業者・検査機関の回収係の方まで、皆さん大井先生のファンでした。

そして、若い介護職員が大井先生のところへ相談に伺うと、必ず「どうぞ、お座りください」と先ずは介護職員の労を労われ、敬意を表しておられました。

また、カンファレンスでなかなか発言できない介護職員に「介護さんの意見を教えてください」と介護職員の意見を尊重されていました。介護職員の意見を遮るような他職種には注意をされ、介護職員が専門職としての自覚を持てるよう、他職種が介護職に敬意を払うよう、導いておられました。大井先生は、常にお互いの専門性をリスペクトする大切さを体現されていました。

私が大井先生から最後にいただいたメールも、介護職へのエールでした。「今、考える時間が沢山ある、思うに介護職はやはり素晴らしい仕事だということです。これは人間だけしかできない、崇高な仕事。この仕事を汚すような考えや行動は人を造った神様への裏切り」。

私は大井先生の弟子として、頂いたたくさんのメッセージを思い出しながら、これからも介護職とチームになってケアの質を高めていきます。

この度は、崇敬する大井先生の書籍のあとがきの執筆を仰せつかり、たいへん恐縮いたしておりますが、大井先生の介護へのおもいが一人でも多くの介護職へ届くことを願います。

医療法人社団慈泉会 介護老人保健施設 うなね杏霞苑
認定看護管理者 介護支援専門員　佐野 優美

著者紹介

大井 洋之（おおい ひろゆき）

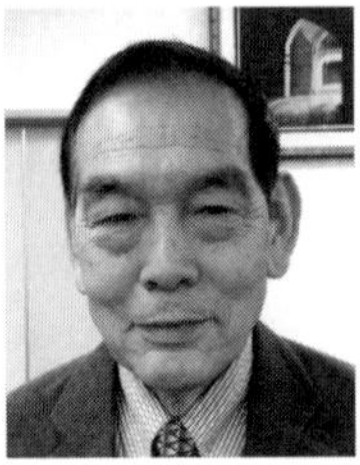

1969年日本大学医学部卒業・同医学部第二内科、1972年補体研究のため国立がんセンターウイルス部国内留学、1979年日本大学医学部付属板橋病院第二内科外来医長、1980年5月～1982年4月ロンドン大学ハマースミス病院留学（リサーチフェロー）、日本大学医学部講師、同大学医学部付属板橋病院第二内科科長、同大学専任講師等を経て、2003年順天堂大学医学部腎臓内科客員准教授。

2005年春日部嬉泉病院、2008年慈秀病院院長、2010年鶴見西口病院院長などを歴任。

専門は腎臓病学の臨床と免疫学的研究、特に補体系の研究。

2013年4月、病院退職を機に請われて介護老人保健施設に赴任。それまでとは全く別世界の老健の介護現場での奮闘、日々の出来事や思いをブログ「介護老人保健施設管理医師のやりがい日記“日日是好日”」で発信（2018年～）。

2022年9月、78歳でその生涯を閉じた。

誇り高き老健の専門職
介護職さんは宝だ
～介護施設を必要とする人、介護施設に携わる人のために～

2025 年 1 月 10 日　　第 1 刷発行

著　　者　大井 洋之
発 行 者　宮定 久男
発 行 所　有限会社フジメディカル出版
〒 530-0035
大阪府大阪市北区同心 2-4-17 サンワビル
TEL 06-6351-0899 / FAX 06-6242-4480
https://www.fuji-medical.jp/
info@fuji-medical.jp
印 刷 所　モリモト印刷株式会社
装　　丁　安東 由紀
組　　版　クリエイティブ・コンセプト

＊定価は表紙カバーに印刷してあります。
＊落丁・乱丁はお取替えいたします。